U0711884

名中医的皮肤美容与养生经

问答间的健康密码

防治保健篇

主编 翁丽丽 吕海鹏

全国百佳图书出版单位
中国中医药出版社
· 北京 ·

图书在版编目（CIP）数据

名中医的皮肤美容与养生经：问答间的健康密码.
防治保健篇 / 翁丽丽，吕海鹏主编. --北京：中国中医药
出版社，2025.8（2025.10 重印）.
ISBN 978-7-5132-9629-8

Ⅰ. R275

中国国家版本馆 CIP 数据核字第 2025M3K960 号

中国中医药出版社出版

北京经济技术开发区科创十三街 31 号院二区 8 号楼
邮政编码　100176
传真　010-64405721
北京盛通印刷股份有限公司印刷
各地新华书店经销

开本 710×1000　1/16　印张 12.25　字数 188 千字
2025 年 8 月第 1 版　2025 年 10 月第 2 次印刷
书号　ISBN 978-7-5132-9629-8

定价　69.00 元
网址　www.cptcm.com

服 务 热 线　010-64405510
购 书 热 线　010-89535836
维 权 打 假　010-64405753

微信服务号　zgzyycbs
微商城网址　https://kdt.im/LIdUGr
官 方 微 博　http://e.weibo.com/cptcm
天猫旗舰店网址　https://zgzyycbs.tmall.com

如有印装质量问题请与本社出版部联系（010-64405510）
版权专有　侵权必究

《名中医的皮肤美容与养生经：问答间的健康密码（防治保健篇）》

编委会

主　编　翁丽丽　吕海鹏

副主编　弘　来　叶佩真　赵　晖
　　　　吴育婷　吴静薇　李鹏飞

编　委（按姓氏笔画排序）
　　　　刘慧民　刘燕如　纪火炬
　　　　李　玉　陈雪燕　黄　超
　　　　黄志熔　黄丽娇　程　欣

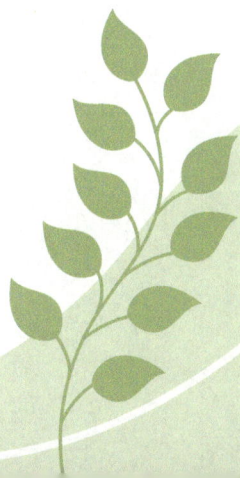

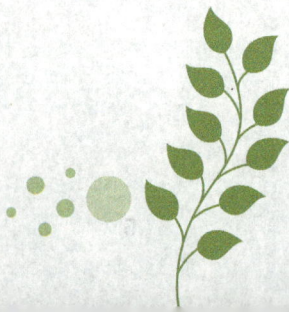

致读者的一封信

亲爱的朋友：

您是否曾对着镜子发愁——为什么别人的皮肤总是透亮光滑，而您的脸上却反复被痘痘、色斑、脱发等问题困扰？

别焦虑！这本《名中医的皮肤美容与养生经：问答间的健康密码（防治保健篇）》就是您的《肌肤急救手册》，带着您从中医智慧中寻找答案，开启由内而外的美丽之旅！

您的皮肤问题，这里都有解！

本书就像一位贴心的皮肤科老中医，用轻松易懂的问答形式，为您拆解80%以上的人都会遇到的皮肤难题。

1. 面子危机急救指南

痤疮反复冒头？酒渣鼻让脸像"红苹果"？黄褐斑、雀斑总被认为是"岁月痕迹"？书中不仅揭秘这些损美性疾病的中医调理方案，还教你用食疗、外治等妙招"战痘淡斑"，轻松收获冷白皮、光滑肌。

2. 皮肤病真相大公开

湿疹、银屑病、白癜风……这些听起来棘手的皮肤病，到底怎么惹上的？书中用"望闻问切"式的解析，带你认识疾病本质，更有中西医结合的调理方案，让你不再谈"疹"色变。

3. 毛发健康保卫战

熬夜党、压力族请注意！脂溢性脱发、斑秃、少白头的成因大起底来啦！从饮食调理到头皮按摩，从中药外治到生活习惯调整，手把手教你护住发丝，告别"秃头小宝贝"称号。

4. 中医养生智慧，让美丽由内而外

您知道吗？皮肤是脏腑的"镜子"。脾胃虚，皮肤容易油腻长痘；肝肾亏，头发早白、皮肤暗沉找上门；情绪不佳，色斑、敏感肌可能悄悄来报到！

本书打破"头痛医头"的局限，从中医整体观出发。

1. 吃对美容餐

用"五色食物"调理五脏——比如黑豆补肾乌发、百合润肺亮肤、山楂化瘀淡斑，把"食疗方"变成日常美味，越吃越年轻。

2. 外治小妙招

不想吃药？试试中药面膜、针灸、拔罐等外治法！书中精选安全有效的中医外治方案，在家就能操作，轻松解决皮肤小烦恼。

为什么这本书值得一读？

1. 权威又实用

由资深中医专家团队编写，融合临床经验与古籍智慧，既有专业深度，又有实操指南，小白也能轻松上手。

2. 场景化解答

不管您是熬夜爆痘的学生党、压力脱发的上班族，还是被色斑困扰的爱美人士，都能在书中找到对应解决方案。

3. 全生命周期呵护

从青少年的痤疮防治，到中年人的抗衰淡斑，再到老年人的皮肤保养，覆盖不同年龄层的常见问题。

现在翻开，开启美丽蜕变。

　　皮肤是我们最忠实的"外衣"，与其在瓶瓶罐罐中盲目试错，不如从根源读懂肌肤需求。

　　这本书不仅是一本"皮肤问题百科"，更是一把打开内在健康的钥匙——当您学会用中医智慧滋养身心，美丽自然会从骨子里透出来。

　　别再犹豫啦，让我们一起翻开书页，解锁属于您的肌肤健康密码，遇见更美的自己吧！

您的皮肤守护官

2025 年 5 月

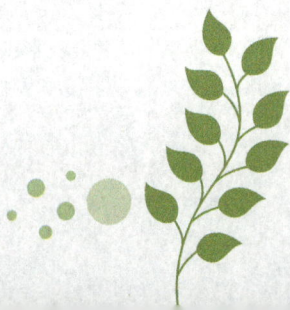

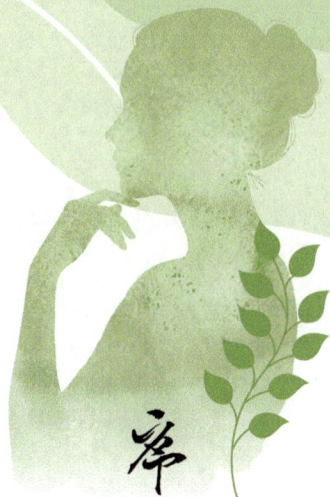

"有诸形于内，必形于外"，皮肤的健康乃气血阴阳调和之征。中医药治疗皮肤疾病历史悠久，效验彰明。今翁丽丽等同道所集《名中医的皮肤美容与养生经：问答间的健康密码》一书，萃取名老中医药专家之智慧结晶，付梓在即，余心甚慰，故以同业之谊为序。

本书以问答的形式，毫无保留地呈现了各大名家在美容、皮肤病和养生领域的深厚经验。书中内容化繁为简，循序而渐进，打破了传统医学知识的晦涩壁垒，让中医美容、皮肤病防治及养生理念更加贴近大众生活。览者见字如晤，疑云顿散，自可洞明皮肤美容之理和养生之道，嗣后内外兼修，标本兼治，翼获中医皮肤美容和养生之效。

本书所载驻颜之术、疗疴之方、摄生之道皆为名老中医药专家多年临证所悟，尽付楮墨。览者可循其法而行之，愿朱颜永驻、益寿延年。

岁次乙巳仲春，阮奉紫序

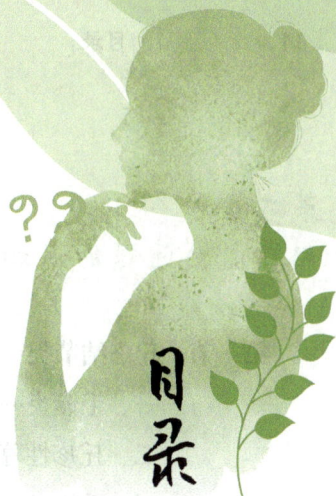

目录

第一章
焕靓肌肤的中医秘籍 ·· 1

第一节　探秘皮肤养护的中医基石 ································· 2
第二节　分型呵护不同肤质 ··· 10
第三节　直面面部损美性疾病 ······································ 29
　　一、痤疮 ·· 29
　　二、酒渣鼻 ·· 36
　　三、扁平疣 ·· 40
　　四、脂溢性皮炎 ·· 45
　　五、激素依赖性皮炎 ·· 50
　　六、过敏性皮炎 ·· 56
　　七、单纯疱疹 ·· 60
　　八、黄褐斑 ·· 65
　　九、雀斑 ·· 73

第二章
洞察皮肤问题的真相 ···79

第一节　丘疹结节类 ···80
　　一、毛囊炎 ··80
　　二、丘疹性荨麻疹 ···85
　　三、毛周角化症 ···90

第二节　红斑鳞屑类 ···95
　　一、接触性皮炎 ···95
　　二、湿疹 ··101
　　三、银屑病 ··111
　　四、鱼鳞病 ··122
　　五、玫瑰糠疹 ···128

第三节　水疱类 ···133
　　一、带状疱疹 ···133
　　二、汗疱疹 ··142

第四节　色素类 ···148
　　白癜风 ··148

第五节　毛发类 ···156
　　一、脂溢性脱发 ···156
　　二、斑秃 ··164
　　三、白发 ··173

第一章

焕靓肌肤的中医秘籍

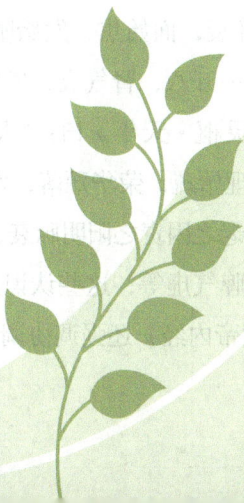

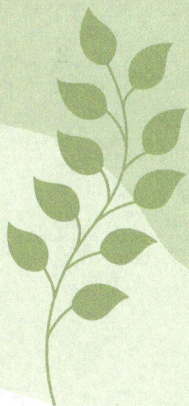

第一节　探秘皮肤养护的中医基石

⇨ 问题1：皮肤的生理功能有哪些？

答：皮肤作为人体的第一道生理防线和最大的器官，在维护机体的健康方面，起到十分重要的作用。中医学认为，皮肤不仅是物理屏障，更是人体气血津液运行、脏腑功能外显的重要通道，其功能可概括为卫外御邪、调节津液、反映脏腑、感知传导，体现了"内外相应"的整体观。

⇨ 问题2：皮肤衰老的机制和表现有哪些？

答：皮肤是人体衰老过程中最明显的器官，其衰老程度直接反映机体的老化水平。中医学认为，皮肤衰老的机制是多方面的，主要与机体阴阳失衡、脏腑功能失调、气血运行失常有关。

皮肤衰老常表现为肤色晦暗，皮肤皱纹增多，皮肤弹性降低或消失，皮肤变薄、易脱屑、瘙痒，皮肤增厚、变硬、失去光泽，常见老年斑、黧黑斑。自然老化皮肤多表现为细小皱纹、皮肤松弛、干燥和粗糙；光老化皮肤多表现为弹性丧失、皱纹粗深、皮革样外观，常伴有色素沉着异常和毛细血管扩张。

⇨ 问题3：中医皮肤养护理论起源于哪部著作？

答：中医皮肤养护理论起源于《黄帝内经》。《素问·上古天真论》中明确记载："女子七岁……五七，阳明脉衰，面始焦，发始堕；六七，三阳脉衰于上，面皆焦，发始白……丈夫八岁……五八，肾气衰，发堕齿槁；六八，阳气衰竭于上，面焦，发鬓颁白……"《灵枢·天年》曰："人生十岁……四十岁，五脏六腑十二经脉皆大盛以平定，腠理始疏，荣华颓落，发颇斑白……七十岁，脾气虚，皮肤枯。"由此可见，皮肤衰老之因责之阳明脉衰、三阳脉衰、肾气衰、阳气衰、五脏六腑十二经脉气血衰、脾气虚等，这些认识成为后世医家养护皮肤、防止衰老的理论基础。此外，《黄帝内经》还强调协调阴阳、顺应自然、调摄精神、饮食有节、因地摄生、起居有节、和于术数等延缓衰老的原则。

问题 4：中医整体观如何指导皮肤养护？

　　答：中医整体观强调人体是一个有机整体，各个部分相互联系、相互影响。中医学认为，皮肤与内在的脏腑、经络、气血等有着密切的联系，在皮肤养护上应注重整体的平衡和内在的调理。

问题 5：中医如何运用内外相应理论开展皮肤养护？

　　答：中医学认为，外在的皮肤状况是内在脏腑功能状态的反映。例如，面色苍白可能提示气血不足，面部长痘可能是提示脾胃湿热。因此，中医在皮肤养护时，会考虑内在脏腑的健康状况，通过内在调理来改善外在的皮肤问题。

问题 6：阴阳平衡理论如何指导皮肤养护？

　　答：中医学认为，阴阳平衡是健康的基础。《素问·生气通天论》曰："故阳强不能密，阴气乃绝……阴阳离决，精气乃绝。"其强调了阴阳平衡是维持人体健康的重要因素。营为阴，卫为阳，调节营卫功能实则调节阴阳。皮肤的干燥、油腻、敏感等问题，都可以从阴阳失衡的角度来理解。因此，中医在养护皮肤时会根据个人的阴阳状况来调整护肤方法，以达到平衡状态。

问题 7：五行相生相克理论如何指导皮肤养护？

　　答：中医学利用五行理论来解释人体脏腑之间的关系。在皮肤养护中，中医可以根据五行相生相克理论，通过调整饮食、生活习惯等来改善皮肤状况。例如，心属火，肝属木，根据五行相生规律，木生火，木为火之母，子病及母，心火过旺可能会影响肝木的生长，导致肝火上升，从而引发粉刺、疖肿等问题。因此，在皮肤护理中，我们需要注意调整心火和肝火，以维持肌肤的健康。同样，肺属金，肾属水，根据五行相生规律，金生水，肺金能够滋养肾水，而肾水作为五脏阴阳之本，对肺金也有滋养作用，金水相生这一理论也为我们在养护皮肤时提供了新思路。

问题8: 哪些脏腑功能对皮肤的影响最大?

答: 中医学认为,脏腑功能失调会通过经络反映到皮肤上。在脏腑中,脾胃为"后天之本",与气血津液的关系最为密切,进而影响其他脏腑,故脾胃对皮肤的影响最为深刻。如肺主皮毛,肺为脾之子,肺发挥主皮毛的功能需脾胃化生的水谷精微的滋养。此外,肾与皮肤衰老的关系也尤为密切。中医学认为肾为先天之本,为阴阳之根,肾中阴阳盛衰,主宰着五脏气血津液的盈亏,影响着皮肤的荣枯。肾衰会出现皮肤老化,如皮肤干燥、无光泽,皮肤变薄、萎缩、松弛、下垂、起皱,皮肤暗黑、红白隐退、斑痣丛生等。因此,皮肤养护应重视调护脾胃。

问题9: 气血运行是如何影响皮肤的?

答: 经络是气血运行的通道,五脏六腑的气血在经络中运行,需要借助经气的推动,运行到皮肤,使皮肤得到气血的濡养,红活滋润。气血运行贵在通畅,若气血运行不畅,皮肤得不到气血滋养则面色无华,甚至导致面部皮肤疾病的发生。临床上,诸如痤疮、酒渣鼻、雀斑、黧黑斑、黑痣等皆与气血失和、瘀血停滞有关。

问题10: 头面部有哪些经络,是如何影响皮肤的?

答: 头面部分布有胃、大肠、小肠、膀胱、三焦、胆等经络,这些经络是通过如下方式影响皮肤的。

足阳明胃经行于头部正面,与气血生化有关,胃经中的经气充盈,营养面部皮肤的气血充足,则面色红润;反之,则面色无华、苍白。手太阳小肠经、手阳明大肠经均具有调节水谷精气的吸收、排泄的作用,能改善晦暗无华的面色,以及因排泄不畅而导致的面部皮肤粗糙、痤疮。足太阳膀胱经在体表分布最广,它的经气与皮毛有密切关系,可调节皮肤对外界刺激的耐受力,改善皮肤过敏的情况,又因其行于背部,其背俞穴是脏腑经气输注之处,刺激这些穴位,可调节脏腑功能,治疗脏腑功能紊乱引发的雀斑、色素沉着等。手少阳三焦经行于头部两侧，能调节水液代谢，对于保持面部水分具有重要作用。足少阳胆经行于耳前、耳后，经颞部至前额两侧，是人体阳气运转的枢纽，它的气血通畅有利于全身气机的顺畅运行，而气机的正常运行是维持人体新陈代谢的重要基础，因此能间接促进皮肤的新陈代谢，使皮肤保持健康状态。

问题 11：中医用于保养皮肤的方法有哪些？

答：中医保养皮肤的方法除了运用药物的外治法、内服法外，还有按摩、针灸、刮痧、药膳等方法。通过这些方法使经络气血流畅、运行无阻，从而脏腑功能协调、阴阳平衡，达到增强体质、防止皮肤衰老的目的。

问题 12：气血津液对皮肤的影响有哪些？

答：中医学认为，阳气行于体表，使皮肤温暖湿润，能抵御外邪侵袭；阴精行于体内，能滋养皮肤，保持皮肤光滑、细腻、有弹性；脉中血气赋予皮肤桃花般血色，让人生气勃勃。水谷精气化生的津液不断补充皮肤，使皮肤水嫩，有光泽。如果气血津液发生病理改变，皮肤的生理状态也会随之发生变化，如阳气不足，则皮肤畏寒怕冷，易手足皲裂；气血两虚，则面色枯槁、口唇苍白；气滞血瘀，则面色晦滞、口唇发绀、两颧暗紫、皮肤青筋显现；血虚则面色苍白无华；津液不足，则皮肤干燥、起皮屑、褶皱增多；津液停留，则眼睑浮肿、面肿；津液凝聚成痰湿，留积于皮下，则出现小结节、疣、痣突起；年老阴精亏损，则老年斑陈出、皮肤松弛干燥。

所以，中医保养皮肤注重调节气血津液，既要保持皮肤得到气血津液的濡养，也要注意气血津液的太过与不足对皮肤的损害。

问题 13：中医学如何认识情绪变化对皮肤健康的影响？

答：中医学认为，情绪与身体健康密切相关，情绪的波动可以影响脏腑功能，进而影响身体的各个方面，包括皮肤的健康。中医学的七情包括喜、怒、忧、思、悲、恐、惊七种情绪。情绪与皮肤有着一定的联系，而这种联系是与五脏相关的，正如《素问·阴阳应象大论》所言："人有五脏化五气，以生喜怒悲忧恐。"比如怒伤肝，发怒时面红目赤、怒发冲冠；悲伤肺，悲伤时会出现面色㿠白、毛发脱落等。

问题14：饮食对皮肤养护有哪些影响？

答：《素问·宣明五气》曰："五味所入：酸入肝，辛入肺，苦入心，咸入肾，甘入脾，是谓五入。"说明五味各属化生五脏之精气，营养全身，皮肤也受其益。《素问·脏气法时论》指出："肝色青，宜食甘，粳米、牛肉、枣、葵皆甘。心色赤，宜食酸，小豆、犬肉、李、韭皆酸……五谷为养，五果为助，五畜为益，五菜为充，气味合而服之，以补精益气。"如果五味不及，量少质差，则可见面色萎黄、面如菜色、皮薄皱多。若五味太过，则不仅伤害五脏，对皮肤也有不利影响。《素问·五脏生成》曰："是故多食咸，则脉凝泣而变色；多食苦，则皮槁而毛拔；多食辛，则筋急而爪枯；多食酸，则肉胝胎而唇揭；多食甘，则骨痛而发落。此五味之所伤也。"故欲滋养面目姣好之五色，必须做到："谨和五味，骨正筋柔，气血以流，腠理以密，如是则骨气以精，谨道如法，长有天命。"

问题15：气候对皮肤养护有哪些影响？

答：自然界气候有阴阳寒暑四季变化，万物随之而有生、长、化、收、藏等变化。天人相应，人体皮肤也有四季之变化，如春为"敷和"之季，气候温和，万物生发荣华，人的新陈代谢开始活跃，促进卫阳之气生发，"卫气者，所以温分肉，充皮肤，肥腠理，司开合者也"，其温煦、濡养皮肤的作用始增，故皮肤一改冬季干燥、脱屑的情况，渐见滋润。此时若木气不平则风邪偏盛，侵犯皮肤腠理，阻滞气血运行，易导致荨麻疹起，皮肤瘙痒难忍，或小儿风疹等。夏为"升明"之季，气候炎热，自然万物繁荣秀丽，人体阳气充满，经脉气血充盈，营卫运行畅达，孙络舒展，皮肤红润，血络显现，腠理开泄，易汗出。此时若暑气太过，其性炎上，面部易潮红，痱子、疮疖多发。若暴晒于烈日之下，则皮肤红肿、水疱、焦枯、脱皮等病变不一而足。

长夏为"备化"之季，其气候湿热郁蒸，万物丰盛，脾胃易腐熟水谷、转化精气，皮肤得到水谷精气滋养，润泽光亮。此时若土气太过，则湿邪困脾，水谷运化不及而痰湿内盛，湿性黏滞，易患疱疹，皮肤溃烂。秋为"审平"之季，天气明朗，其气刚强、清洁，万物收敛、肃杀。人之阳气亦开始收敛，阳气、阴液渐趋体内，腠理紧闭，肌肤较为干燥。秋燥气太过则损伤津液，口唇易干裂，肌肤干燥、瘙痒。冬为"静顺"之季，气候严寒冰裂，万物凝固坚硬。人之阳气藏于体内，经络绌急，营卫运行趋缓，脉象潜伏，皮肤色白不温，络脉不现，干燥脱屑。冬天若寒气太过，冻伤皮肤，可见寒冷性红斑、冻疮、皮肤坏死。

总之，四季变化会影响皮肤，出现生理及病理上的各种情况，故每个季节对于皮肤的调养是不同的。

⇨ 问题 16：中医是如何运用"三因制宜"原则养护皮肤的？

答：中医的"三因制宜"是指因时制宜、因地制宜、因人制宜，即需要根据不同的季节和时辰、地理环境和个体差异来制订适宜的治疗或养护方案。

1. 因时制宜

中医根据不同季节和时辰的特点来调整皮肤养护方法。如春季属木，对应肝脏，是万物生长的季节。因此，春季护肤要顺应自然界阳气生发、万物生长的特点，注重养肝护肝，保持情绪舒畅，以利于皮肤健康，可以通过调整情绪、调整饮食、适度运动、按摩肝经等方式来疏肝解郁。夏季属阳，是一年中阳气最旺盛的季节，人体阳气浮于表，皮肤腠理开泄，汗液增多，因此护肤应顺应夏季阳盛的特点，注重清热解毒，保持皮肤清爽。

2. 因地制宜

中医根据不同的地理环境来调整皮肤养护方法。如沿海地区湿度较大，应加强皮肤的抗炎和防敏；内陆地区气候干燥，应注重皮肤的保湿和滋润。此外，环境污染严重的地区，应加强皮肤的清洁和防护。

3. 因人制宜

中医根据个体的年龄、性别、体质、肤质等差异来制订个性化的皮肤养护方法。如年轻人可能更注重控油和抗痘，而中年人可能更关注抗衰老和紧致肌肤；干性肌肤需要更多的滋润，油性肌肤则需要更多的清洁和控油。此外，不同人的生活习惯和健康状况也会影响皮肤养护的效果。

⇨ 问题17：春季如何养护皮肤？

答：中医学认为"血燥生风"，春季气候多变，皮肤容易干燥，因此要注重养血润燥，可以食用一些补血养颜的食物，如大枣、桂圆、枸杞子等。春季饮食应以清淡为主，多吃绿色蔬菜和水果，以养肝血、清肝火，可以适量食用具有疏肝理气、清热解毒作用的食物，如芹菜、菠菜、绿豆、菊花等。春季风大，中医学认为风为百病之长，容易侵袭人体导致疾病。因此，外出时应注意防风保暖，避免风邪侵袭皮肤。春季多以户外运动为主，比如散步、慢跑、登山、瑜伽、太极拳、游泳、羽毛球、乒乓球等，正式运动前要做好热身，运动量要循序渐进，避免过度疲劳，运动中要适当补充水分。

⇨ 问题18：夏季如何养护皮肤？

答：中医学认为，夏季气温高，人体易生热毒，出现痘痘、痱子等，建议食用绿豆、西瓜、黄瓜等清热解毒的食物，帮助体内散热，减少皮肤问题。中医学提倡"夏日养阳"，即使用遮阳伞、戴帽子、涂抹防晒霜等方法，避免暴晒，减少阳气过度地消耗。夏季饮食应以清淡为主，多吃新鲜蔬菜和水果，补充水分和维生素，少吃油腻、辛辣等食物，以免内生湿热，影响皮肤健康。夏季汗液分泌增多，容易导致皮肤油腻和毛孔堵塞，建议勤洗澡，保持皮肤清洁，使用温和的清洁产品，避免过度清洁导致皮肤干燥。中医学认为，夏季与心相对应，情绪波动过大容易影响心神，进而影响皮肤状态。保持平和的心态，避免情绪激动，有助于皮肤健康。夏季运动可以室内室外相结合，如游泳、晨跑、羽毛球、瑜伽、太极拳等，但应注意避免在高温时段（通常是上午10点到下午4点）进行剧烈运动。运动时，应选择透气、吸汗的运动服装，补充充足的水分，做好防晒措施，注意身体状况，如有不适应立即停止运动并寻求帮助。

问题 19：秋季如何养护皮肤?

答：中医学认为，秋季属金，与肺相对应。肺主气，司呼吸，外合皮毛。当肺气充盈时，皮肤得以濡养，则润泽、健康；反之，肺气虚弱或受干燥气候影响，可导致肌肤失养，诱发各类皮肤问题。秋季温差大、空气干燥，气温的频繁变化可导致微血管收缩舒张失调，影响血液循环与营养输送，进而引发各种皮肤问题；干燥的空气则会使皮肤缺水，表现为干燥、紧绷，甚至出现细纹。因此，秋季护肤的核心在于养阴润燥、固护肺气，可多吃润肺食物，如银耳、百合、芝麻、核桃、蜂蜜等；秋季宜"收"，可适当增加一些酸味的食物收敛肺气，如柠檬、山楂、醋等。此外，还要保持充足的睡眠和愉快的心情。秋季气候宜人，可开展多种户外运动，如登山、徒步、慢跑、游泳、跳绳及各种球类运动。运动时，应避免早晚温差大时，并根据天气变化及时增减衣物。运动前后要做好热身和拉伸，防止运动损伤，注意运动强度，避免过度劳累，补充足够的水分，防止秋燥。

问题 20：冬季如何养护皮肤?

答：中医学认为冬季属水，对应肾脏。肾为"先天之本"，是储存精气的地方，主生长发育、生殖、水液代谢、骨髓生成等。肾精充足，则皮肤润泽有弹性；肾精不足，则皮肤干燥、松弛。冬季可适量食用补肾益精的食物，如黑芝麻、核桃、枸杞子、羊肉等。"恐伤肾"，冬季应保持平和的心态，避免过度的情绪波动，特别是恐惧情绪。睡眠是养肾的重要方式，冬季应保证充足的睡眠。冬季气候寒冷，人体新陈代谢相对缓慢，可进行一些温和、低强度的运动，如太极拳、八段锦、瑜伽、散步、慢跑、游泳等，运动时衣物要适宜，既要保暖又不能太热，内层要吸汗透气，热身要充分，避免运动损伤，注意运动强度，避免过度劳累，运动后及时更换衣物。

（黄　超）

第二节　分型呵护不同肤质

⇨ 问题 21：皮肤可以分为哪几种类型？

答：皮肤可以分为以下五种类型。

1. 中性皮肤

中性皮肤也称普通型皮肤，角质层含水量在 10%～20%，皮脂分泌刚刚好。皮肤光滑又润泽，不干燥也不油腻，触感细腻紧致，富有弹性，对外部刺激适应性强。如果你属于这种类型的皮肤，那么恭喜你，这是标准的健康皮肤。

2. 干性皮肤

干性皮肤也称干燥型皮肤，角质层含水量低，常小于 10%，皮脂分泌少，皮肤缺少油脂，容易干燥脱屑，还易出现细小皱纹及色素沉着。对外界如气候、温度变化等刺激敏感，易出现皮肤皲裂、脱屑及老化等情况。这类皮肤属于缺水型，日常应着重做好保湿。

3. 油性皮肤

油性皮肤也称多脂型皮肤，角质层含水量正常或偏低，皮脂腺却分泌旺盛，皮肤油亮，毛孔粗大，弹性良好。和干性皮肤相反，不易长皱纹和老化，对外界刺激不太敏感。这类皮肤在生活中常被称作"大油田"，多见于中青年及肥胖者，有遗传倾向。这类皮肤者易被痤疮、脂溢性皮炎等困扰，但随着年龄增长，因为油脂分泌多，反而不易出现皱纹、不易老化，也算"因祸得福"。

4. 混合性皮肤

干性和油性混合的皮肤类型，一般面部 T 区（即前额、鼻部、鼻唇沟及下颏）为油性，双颊是干性或中性。这类皮肤通常集合了干性及油性皮肤的缺点，极有可能长痘痘，也容易有细纹、晒斑，因此更应该精心护肤，分区管理。

5. 敏感性皮肤

这类皮肤在遇到外界刺激时（冷、热、化妆品、酒精及药物等）极易出现红斑、丘疹、毛细血管扩张，伴瘙痒、刺痛、灼热、紧绷等症状。这类皮肤的日常护理重点在于保持皮肤湿润，促进屏障修复，切忌过度清洁。

⇨ 问题 22：干性皮肤应该怎么做日常护理？

答：干性皮肤缺乏油脂，容易干燥，产生紧绷感、皱纹及色素，日常养护得围绕保湿、滋润、防老化和抑制色素生成来进行。

（1）清洁：优先选择温和的非泡沫型洁面乳或洁面啫喱，这类产品表面活性剂少，能清洁皮肤还尽量保留自身油脂。避免使用强力去脂的洗面奶，像皂基成分多的，会过度"吸油"，让皮肤更干、更紧绷。洗脸用 25℃ 左右的温水最佳。热水会扩张皮肤血管，加速水分流失；冷水清洁力不够，还可能刺激皮肤。每天早晚各洗一次脸就行，过度清洁会破坏皮脂膜，加重干燥，也别用磨砂膏或去角质产品。

（2）保湿：爽肤水选择富含甘油、透明质酸、神经酰胺等保湿成分的，使用时可以用化妆棉蘸取擦拭面部，也可倒在手心轻拍。乳液和面霜要选滋润度高的。乳液轻薄，适合暖季或皮肤没那么干时；面霜质地厚，封闭性强，更适合秋冬或皮肤极度干燥时。橄榄油、杏仁油、凡士林、羊毛脂等天然油脂都是高效保湿成分。建议每周敷 2～3 次保湿面膜，给皮肤"猛灌水"，贴片式、涂抹式都行，用完赶紧涂乳液或面霜锁住水分。干性皮肤眼部脆弱易干燥长细纹，要用专门的眼霜或眼胶，含维生素 E、咖啡因、胜肽等成分的，能滋润眼周、缓解干燥和细纹。

（3）防晒：外出靠物理遮挡防晒，宽边帽、太阳镜、遮阳伞齐上阵，直接把紫外线"拒之门外"。选合适防晒指数（SPF）的防晒霜，日常通勤 SPF30～50 就足够；长时间户外活动，选择 SPF50 以上的防晒品。干性皮肤适合滋润型防晒霜，含油脂成分多，防晒还能滋润皮肤，要选能同时防长波紫外线（UVA）和中波紫外线（UVB）的广谱防晒霜。户外活动、出汗或洗脸后要及时补涂，一般每 2～3 小时补一次。

（4）护肤品选择：优先选含保湿、滋润成分的产品，避开有酒精、香料、过多防腐剂等刺激成分的护肤品，会加重皮肤干燥、敏感。挑正规品牌护肤品，质量和安全性有保障。参考其他干性皮肤用户评价和口碑，选适合自己的护肤品。要是皮肤除了干燥还有色素问题，可用美白产品，加强防晒，必要时用祛斑药淡斑；有抗皱需求，就选添加了视黄醇、玻色因等抗皱成分的护肤品。

⇨ 问题 23：中性皮肤应该怎么做日常养护？

答：中性皮肤堪称理想肤质，不油不干，紧致又有弹性。日常养护做好保湿，随季节、气候挑化妆品即可。

（1）清洁：依季节选清洁产品。春夏季皮肤稍油，用弱碱性洁面乳；秋冬季用不含碱性皂的保湿清洁剂。一般每晚清洁一次面部就够，过度清洁会让皮肤变干，破坏正常生理功能。要是当天出汗多或接触大量灰尘污染物，可多清洁一次。

（2）保湿：按季节和皮肤状态挑保湿剂。春夏季用收敛型化妆水养护，秋冬季用保湿滋润型化妆水补水。春夏皮肤油脂分泌稍多，用轻薄乳液维持水润；秋冬或皮肤略干时，用滋润度高些的面霜。选含甘油、神经酰胺、角鲨烷等保湿成分的产品。每周用保湿面膜深度保湿 1~2 次，选含多种植物精华、胶原蛋白等营养成分的面膜。敷完轻轻按摩剩余精华液至吸收，再按需涂乳液或面霜。

（3）防晒：日常出门做物理防晒即可，物理防晒能直接阻挡紫外线，还不给皮肤添负担。挑轻薄不油腻的防晒霜，以免让皮肤难受，要选有广谱防晒（同时防 UVA 和 UVB）功能的。户外活动一般每 2~3 小时补涂一次防晒霜；游泳、出汗多的话，补涂要更勤。

（4）护肤品选择：多留意护肤品成分，避开酒精、高浓度香料、劣质防腐剂等刺激成分。选含天然抗氧化成分（如维生素 C、维生素 E、绿茶提取物）的护肤品，能帮皮肤保持健康。参考其他中性皮肤用户的评价和推荐，选择适合自己的。有美白需求，选择添加了烟酰胺、传明酸等美白成分的护肤品；想提升皮肤弹性，选含胶原蛋白、弹性蛋白等成分的产品。

问题 24：油性皮肤应该怎么做日常养护？

答：油性皮肤皮脂分泌旺盛，毛孔粗大，还容易被痤疮、脂溢性皮炎、毛囊炎等皮肤问题缠上。日常养护得着重保持皮肤清洁，抑制过多皮脂分泌。

（1）清洁：选清洁力强的非皂基洗面奶，像氨基酸复配型的就很不错。它能把皮肤表面多余油脂、灰尘和污垢清理干净，还不会过度清洁，破坏皮肤屏障。避免使用含油脂多的洁面产品，不然皮肤会更油。用 32～35℃的温水洗脸，水温过热会刺激油脂分泌，过冷又洗不干净。每天洗 2～3 次脸就行，太频繁洗，皮肤反而会代偿性分泌更多油脂。运动后或者皮肤出油特别严重时，要及时清洁。

（2）保湿：用收敛型或控油保湿型爽肤水，既能补水，又能去除多余油脂。拿化妆棉蘸爽肤水，重点擦 T 区等油脂分泌多的部位。保湿产品选轻薄、不油腻的水基性乳液或凝露，别用厚重、油腻的面霜。含透明质酸、神经酰胺等成分的产品，能补水还不给皮肤添负担。每周用 1～2 次清洁面膜，清理皮肤深层污垢和多余油脂。也可偶尔用清爽型保湿面膜，以免堵塞毛孔。

（3）防晒：优先采用物理防晒措施。选择质地轻薄、控油的防晒霜，化学防晒霜或轻薄的物理防晒霜都可以，根据实际情况选择防晒指数。由于皮肤油脂分泌会影响防晒效果，所以要勤补涂，一般每 2～3 小时补一次，出汗或擦拭后马上补涂。

（4）护肤品选择：避免选择含有大量油脂、矿物油等会加重皮肤油腻的护肤品。可以选择含有烟酰胺这类能控油、调节皮肤新陈代谢成分的产品。可查看产品的评价和口碑，尤其是油性皮肤使用者的反馈。要是皮肤还有其他问题，如有痘痘，选择具有抗炎、抗菌成分的医学护肤品；毛孔粗大，选择含有果酸等成分的产品，使用频率根据自身皮肤状况确定。

问题 25：混合性皮肤应该怎么做日常养护？

答：混合性皮肤，简单来说，就是同时具备干性和油性皮肤的特征。所以日常护肤得根据皮肤状态，进行分区护理，使用不同的护肤品。

（1）清洁：优先挑选温和且清洁力恰到好处的洗面奶，像氨基酸类洗面奶、草本洗面奶都是不错之选。这类产品既能有效清洁皮肤，又不会过度带走油脂，从而保护好皮肤屏障。一定要避开强碱性或者过度去脂的皂基类洗面奶。清洁时还要注意分区，T区油脂分泌多，清洁力度和时间可适当增加，但动作务必轻柔；而两颊等比较干燥的区域，清洁时千万别过度摩擦。每天早晚正常清洁面部即可，要是T区出油特别严重，中午可单独清洁一次，不过千万别频繁清洁全脸。

（2）保湿：选用具有调节水油平衡作用的爽肤水。把爽肤水倒在化妆棉上，T区用擦拭的方式，两颊等干燥区域则轻轻按压。T区可使用轻薄、控油的乳液，如含有水杨酸、烟酰胺等成分的乳液，帮助控制油脂分泌。两颊等干燥区域使用滋润度较高的面霜，如含有神经酰胺、透明质酸、天然油脂等成分的。面膜也得分区用，T区每周用1~2次清洁或控油面膜，两颊每周用2~3次保湿面膜。

（3）防晒：物理防晒对混合性皮肤的不同区域都能起到很好的保护效果。防晒霜要选择质地轻薄、不油腻、还带有一定控油效果的。重点关注T区，因为T区油脂分泌较多，防晒霜容易脱落，一般每2~3小时补涂一次，两颊可根据实际情况适当补涂。

（4）护肤品选择：避免选择含有刺激性成分如酒精、高浓度香料、劣质防腐剂等的护肤品。T区可选择含有控油、调节角质成分（如维A酸衍生物、水杨酸等）的产品；两颊可选择含有修复、滋润成分（如神经酰胺、角鲨烷等）的产品。根据皮肤的具体问题选择护肤品，如T区有黑头，就选有去黑头功效的产品，两颊有细纹，就选有抗皱功效的产品。

⇨ 问题26：敏感性皮肤应该怎么做日常养护？

答：敏感性皮肤角质层较薄，皮肤屏障功能往往受损。一方面，皮肤锁不住水，容易缺水、干燥；另一方面，对含香料、色素的化妆品很敏感，易过敏。所以，日常护肤关键在保湿，化妆品要选成分简单、安全的医用护肤品。

（1）清洁：选择无泡或者低泡的温和洁面产品，如含氨基酸、葡糖苷这些温和表面活性剂的洗面奶。避免使用皂基类、硫酸盐类等刺激性较强的，也别选含酒精、香料、色素的产品。用25～32℃（接近皮肤温度）的温凉水洗脸，过热或过冷的水都会刺激皮肤。每天清洁面部1～2次即可，过度清洁会破坏皮肤屏障。

（2）保湿：选择具有舒缓、保湿功效，且不含酒精、香料等刺激成分的爽肤水。用完爽肤水，选择滋润度适中、质地轻薄、无刺激性的乳液或面霜，如含橄榄油、荷荷巴油等天然油脂、甘油、透明质酸等成分的。避免使用含有大量防腐剂、化学添加剂的产品。可选择专门为敏感肌肤设计的保湿面膜，含胶原蛋白、玻尿酸、天然植物提取物的面膜亦不错。但敷面膜别太频繁，每周1～2次，不然皮肤过度水合，会加重屏障损坏。

（3）防晒：优先使用物理防晒方法。选择温和、无刺激、无酒精、无香料的防晒霜，物理防晒霜（含二氧化钛、氧化锌等成分）更适合。按场景选择防晒指数，补涂防晒霜手法要轻，每2～3小时补涂一次，若皮肤出现红斑应立即停用。

（4）护肤品选择：避免使用含有酒精、香料、苯甲酸酯类防腐剂、水杨酸、果酸等刺激性成分的产品，选择含神经酰胺、角鲨烷等天然、温和且能修复皮肤屏障成分的护肤品。选择知名、专业、口碑好的医学护肤品牌，使用新护肤品前，先在手腕内侧或耳后试用，观察24～48小时，不过敏再使用。

⇨ 问题27：中医学如何看待干性皮肤的形成？

答：中医学认为，干性皮肤的形成与气血津液不足，以及肺、脾、肾的功能失调脱不了干系。气血津液如同皮肤的"营养液"，一旦不足，皮肤就像得不到灌溉的土地，渐渐失去润泽，变得干燥。

从气血角度看，血虚津少意味着血液没办法充分滋养肌肤，皮肤的光泽和弹性也就跟着消失，干燥症状自然就冒出来了。而阴虚血燥，则是体内阴精亏耗严重，连脏腑组织都无法得到滋润，皮肤作为人体最大的器官，更是首当其冲，润泽度大打折扣，干燥问题随之而来。

中医学认为，肺主管皮毛。当肺燥时，就像皮肤的"供水系统"出了故障。燥邪很容易侵犯肺脏，使肺无法正常发挥宣发和肃降的功能，肺气没办法顺利把津液输送到皮肤，皮肤就会变得干燥。

⇨ 问题 28：如何用中医食疗改善皮肤干燥状况？

答：中医学认为，食用养阴润燥、调补气血的食物，能有效改善皮肤干燥状态。以下为大家推荐几款实用食疗方。

1. 银耳红枣粥

（1）材料：银耳 1 朵，大枣若干颗，大米与冰糖适量。

（2）制法：先把银耳放清水中泡 1～2 小时，泡发后去掉根部黄色硬块，撕成小朵。大枣洗净，去核可防上火，不去核也无妨。大米淘洗干净，将大米、银耳、大枣一同放入锅中，加适量清水，大火烧开转小火慢熬。熬煮时记得不时搅拌，防止粘锅，等粥变得浓稠、米粒软烂，按个人口味加冰糖，搅拌至融化即可享用。

（3）功效：滋阴润肤，补血养颜。

（4）适用人群：皮肤干燥及气血不足者。

（5）注意事项：糖尿病患者要谨慎食用，因粥里加了冰糖，大枣也含糖，食用前最好咨询医生。感冒初期，有怕冷、发热、流清鼻涕等风寒症状的人别吃，以免加重病情。湿盛中满者，表现为腹胀、没胃口、舌苔厚腻者不宜食用，因大枣性温，可能加重湿气。

2. 银耳百合羹

（1）材料：银耳 1 朵，百合适量，冰糖少许。

（2）制法：银耳泡发撕小朵，百合洗净，一同放入锅中，加适量清水，大火煮开后转小火，炖煮至银耳软糯、百合熟烂，加入冰糖调味即可。

（3）功效：润肺止咳，清心安神，滋阴养颜。

（4）适用人群：肺燥咳嗽、皮肤干燥者及睡眠不佳者。

（5）注意事项：风寒咳嗽者别喝，因银耳百合羹性凉，可能加重病情；脾胃虚寒，吃凉东西容易腹痛、腹泻的人，要谨慎食用；如果添加了冰糖，对于糖尿病患者，应注意控制食用量。

3. 黑芝麻核桃糊

（1）材料：黑芝麻、核桃及糯米粉适量，白糖少许。

（2）制法：将黑芝麻、核桃炒熟后磨成粉，糯米粉也用小火炒熟。将三种粉混合，加适量白糖，用开水冲调成糊状。

（3）功效：补肾益精，健脑益智，润肠通便，乌发养颜。

（4）适用人群：肾虚人群、脑力工作者、气血不足致便秘者及头发早白者。

（5）注意事项：腹泻患者别吃，因黑芝麻和核桃润肠通便，会加重腹泻；肥胖人群应适量食用，避免摄入过多热量；高血脂患者，应注意控制食用量，以免血脂升高。

⇨ 问题 29：如何通过中医食疗维持中性皮肤的状态？

答：中医学认为，维持中性皮肤的关键在于保持身体内在的平衡与和谐，这就需要通过饮食、运动、睡眠和情绪管理等综合措施来保养皮肤。其中，根据不同季节，合理摄入顾护脾胃、滋补肝肾的食物，对皮肤健康大有裨益。

1. 党参茯苓鲫鱼汤

夏季暑热较重，可以试一下党参茯苓鲫鱼汤。

（1）材料：党参 10g，茯苓 10g，鲫鱼 1 条，生姜 3 片，葱段适量，料酒及盐适量。

（2）制法：先将鲫鱼处理干净，在鱼身上划几刀以便入味。把党参和茯苓洗净备用。锅中放少许油，将鲫鱼煎至两面金黄，接着放入入生姜、葱段、料酒，再加入适量清水，放入党参、茯苓，大火煮开后转小火炖煮至汤浓鱼熟，最后加盐调味即可。

（3）功效：健脾益肺，利水渗湿。

（4）适用人群：脾胃虚弱者、脾虚水肿者，以及亚健康需增强体质人群。

（5）注意事项：要是正感冒发热，或者体内有实热症状，像咽喉肿痛、大便干结等，就别喝这汤，以免加重病情。阴虚火旺体质的人也得注意，因为党参、茯苓偏温性，食用后可能会让上火症状更明显。另外，对党参、茯苓或鲫鱼过敏的人，一定要避免食用。

2. 枸杞百合炖瘦肉

秋季气候干燥时，可以用枸杞百合炖瘦肉。

（1）材料：枸杞子及百合各适量，瘦肉 250g，大枣 3 颗，生姜 3 片，盐少许。

（2）制法：把瘦肉洗净切成小块，百合洗净，枸杞子、大枣也洗净备用。将瘦肉、百合、枸杞子、大枣、生姜一起放入炖盅，加入适量清水，盖上盖子，隔水炖煮，直到瘦肉熟透软烂，最后加点盐调味。

（3）功效：滋补肝肾，润肺止咳，清心安神。

（4）适用人群：肝肾阴虚者、肺燥咳嗽者、心烦失眠者，以及健康人群需滋补肝肾者。

（5）注意事项：如果正感冒发热，或者身体有炎症等外邪实热症状者，不宜食用，以免邪气在体内更盛，加重病情。脾虚便溏，平时大便稀软不成形的人也要注意，因枸杞子、百合有滋润作用，吃了可能会让腹泻症状加重。对枸杞子、百合或瘦肉过敏的人，千万不能食用。

▷ 问题 30：中医学如何看待油性皮肤的形成？

答：中医学认为，油性皮肤的形成源于多方面因素。一方面，体内湿热偏盛起着关键作用，这多由不良饮食习惯，如长期食用辛辣、油腻、刺激性食物，过度饮酒，缺乏运动、久坐不动，以及情绪压力过大等引发，致使湿气与热气交织，皮脂溢出增多，皮肤变得油腻。另一方面，肺胃热盛影响显著，因肺主皮毛，肺热时皮肤易油腻，而胃热又干扰脾胃运化功能，使水湿内停化为湿浊，影响皮肤油脂分泌。此外，脾胃功能失调也不容忽视，脾为后天之本，其功能失常会导致水湿内停转化为湿浊，最终造成皮肤油脂分泌失衡，呈现油性皮肤状态。

▷ 问题 31：如何通过中医食疗来改善皮肤出油情况？

答：中医学认为，油性皮肤的改善关键在于清热祛湿，调理肺胃与脾胃功能。食用具有清热解毒、健脾利湿、清肺祛痰功效的食物，能减少体内湿热，清除肺胃热邪，恢复脾胃正常运化，从而缓解皮肤出油。以下为您推荐几款实用药膳。

1. 山楂荷叶薏仁粥

（1）材料：山楂、荷叶、薏苡仁、大米适量。

（2）制法：将山楂洗净去核切片，荷叶洗净切丝，薏苡仁、大米洗净。先将薏苡仁、大米放入锅中加水煮至半熟，再加入山楂、荷叶，继续煮至粥成。

（3）功效：消食化积，清热利湿，健脾益胃，降脂化浊。

（4）适用人群：消化不良者、湿热体质者、皮肤油腻者。

（5）注意事项：胃酸过多的人不宜食用，因山楂会让胃酸分泌更多，加重胃部不适。孕妇不能吃，因荷叶有活血作用，薏苡仁也可能影响胎儿。体质虚寒，平时怕冷、手脚冰凉的人吃了可能腹痛、腹泻。

2. 赤小豆土茯苓炖排骨

（1）材料：赤小豆、土茯苓、排骨、生姜、盐适量。

（2）制法：赤小豆提前浸泡，土茯苓洗净切片，排骨洗净切块焯水。将所有材料放入炖盅内，加入适量清水，隔水炖煮至排骨熟烂，加盐调味。

（3）功效：利水消肿，清热解毒，健脾利湿。

（4）适用人群：湿热体质者、脾虚水肿者。

（5）注意事项：肾虚多尿的人别吃，因赤小豆和土茯苓都有利尿作用，会加重症状。脾胃虚寒的人不宜食用，因土茯苓性凉，吃了可能腹痛、腹泻。孕妇食用前需咨询医生，避免影响胎儿。

3. 蒲公英菊花炖瘦肉

（1）材料：蒲公英、菊花、瘦肉、生姜、盐适量。

（2）制法：蒲公英、菊花洗净，用无纺布包好，瘦肉洗净切块。将瘦肉、蒲公英、菊花、生姜放入锅中，加入适量清水，大火煮开后转小火炖煮至瘦肉熟透，加盐调味。

（3）功效：清热解毒，消肿散结。

（4）适用人群：热毒炽盛、内热上炎致皮肤疔疮者。

（5）注意事项：脾胃虚寒的人不宜食用，因蒲公英和菊花性凉，吃了可能腹痛、腹泻。阳虚体质，平时特别怕冷的人，也不宜多吃。

4. 冬瓜排骨海带汤

（1）材料：冬瓜、排骨、海带、盐适量。

（2）制法：冬瓜去皮切块，排骨洗净焯水，海带洗净切丝。将排骨放入锅中，加适量水，大火煮开后撇去浮沫，加入冬瓜和海带，转小火炖煮至排骨熟透，加盐调味。

（3）功效：清热利水，软坚散结。

（4）适用人群：皮肤油腻人群、湿热水肿人群。夏天食用还能消暑。

（5）注意事项：脾胃虚寒的人要适量食用，因冬瓜和海带性凉，吃多了可能腹痛、腹泻，也可搭配温热食材。甲状腺功能亢进症患者要慎食海带，因其碘含量高，可能加重病情。

⇨ 问题 32：中医学如何看待混合性皮肤的形成？

答：中医学认为，混合性皮肤的形成是多种因素共同作用的结果。饮食不节与情志不遂易致脾胃不和、肝胆湿热，影响脾胃运化及肝胆疏泄功能，致使湿热上蒸面部，造成 T 区油脂分泌旺盛，而脾胃虚弱或气血生化不足又使两颊等部位皮肤干燥；气血失和使气血运行不畅，气虚、血虚、气滞分别引发不同部位皮肤失养或油脂分泌异常。同时，肺、脾、肾等脏腑功能异常会导致津液代谢障碍，水湿内停、聚痰化热，令面部部分区域多油而部分干燥。此外，风热、湿邪等六淫邪气侵袭人体并上犯面部，耗伤津液或导致湿热之象，最终形成混合性皮肤状态。

⇨ 问题 33：混合性皮肤如何通过中医食疗来调养？

答：中医学认为，混合性皮肤日常调养的重点在于健脾利湿、滋阴润燥。日常可多吃薏苡仁、山药、百合、枸杞子等食物，辛辣、油腻食物则要避免过量食用。以下为您推荐几款实用药膳。

1. 山药茯苓煲瘦肉

（1）材料：山药 20g，茯苓 20g，瘦肉 250g，大枣 3 枚，生姜 3 片，盐少许。

（2）制法：先将瘦肉洗净切块，焯水备用，去除血水和杂质。山药去皮切块，茯苓洗净，大枣去核，生姜切片。把瘦肉、山药、茯苓、大枣、生姜放入锅中，加适量清水，大火煮开后转小火慢炖，直至瘦肉熟透，最后加盐调味。

（3）功效：此药膳可调节脾胃功能，减少 T 区油脂分泌，同时滋养两颊皮肤。

（4）适用人群：脾胃虚弱者、脾虚湿重者。

（5）注意事项：便秘患者不宜食用，因山药有收敛作用，可能加重便秘。糖尿病患者食用时需注意，因山药含淀粉，要控制摄入量。肾虚多尿者不宜食用，因茯苓利水，吃了可能加重多尿症状。

2. 玉竹沙参炖老鸭

（1）材料：玉竹 20g，沙参 20g，老鸭半只，生姜 3 片，料酒及盐少许。

（2）制法：老鸭处理干净，切块后焯水去腥。玉竹、沙参洗净，生姜切片。将老鸭、玉竹、沙参、生姜放入炖盅内，加入适量料酒和清水，隔水炖煮至老鸭熟透，加盐调味。

（3）功效：此药膳可滋阴润燥，改善混合性皮肤的干燥与油腻不平衡状态。

（4）适用人群：肺燥咳嗽者、胃阴不足者。

（5）注意事项：脾虚便溏者不宜食用，因玉竹和沙参滋阴，可能加重便溏症状，要谨慎食用。风寒咳嗽者不宜食用，因玉竹和沙参性凉，吃了可能加重病情，应避免食用。

3. 玫瑰花荷叶茶

（1）材料：玫瑰花及荷叶各 10g。

（2）制法：将玫瑰花和荷叶洗净后放入杯中，用开水冲泡，可根据个人口味加入适量冰糖或蜂蜜。

（3）功效：这款茶饮有助于调节内分泌，改善混合性皮肤的状态，使皮肤更加清爽。

（4）适用人群：皮肤油腻暗沉者、肥胖人群。

（5）注意事项：孕妇不能喝，因玫瑰花有活血作用、荷叶性凉，可能影响胎儿健康。脾胃虚寒者慎饮，因荷叶性寒，喝了可能加重虚寒症状。

4. 山楂陈皮茶

（1）材料：山楂及陈皮各 10g。

（2）制法：将山楂和陈皮洗净，放入茶壶中，加入沸水冲泡，稍等片刻即可饮用。

（3）功效：此茶饮可以促进消化，调节脾胃功能，减少油脂分泌，同时滋润皮肤。

（4）适用人群：消化不良者、湿热痰湿者，以及高血脂、肥胖人群。

（5）注意事项：胃酸过多者要慎用，因山楂含有机酸多，会刺激胃酸分泌，加重症状。孕妇不宜饮用，因山楂有活血作用。阴虚燥咳者不宜饮用，因陈皮性温燥。

问题 34：中医学如何看待敏感性皮肤的形成？

答：中医学认为，敏感性皮肤成因复杂。一方面，先天禀赋不足使部分人肌肤腠理疏松，先天抵御外界刺激能力较弱。另一方面，外感六淫邪气中，风邪侵袭皮肤可致瘙痒红斑；热邪伤津耗气，使肌肤失养出现灼热红肿；寒邪收引，气血凝滞引发皮肤苍白麻木；饮食不节，过食辛辣、油腻内生湿热熏蒸肌肤，饮食不规律损伤脾胃致气血不足、肌肤失养；情志失调时，长期不良情绪造成肝郁气滞，血行不畅，肌肤失养，肝郁还可能化火上扰肌肤。此外，滥用含激素、重金属等有害物质的化妆品或药物，以及频繁更换不适合肤质的护肤产品，会损伤肌肤屏障，综合这些先天和后天因素，最终导致皮肤变得敏感。

问题 35：如何通过中医食疗来改善皮肤敏感状态？

答：中医学认为，敏感性皮肤者应避免辛辣、油腻、海鲜等刺激性食物，多吃健脾利湿、滋阴润燥的食物。以下为您推荐几款实用药膳。

1. 凉血五花茶

（1）材料：红花 3g，鸡冠花 9g，凌霄花 9g，玫瑰花 9g，野菊花 9g。

（2）制法：将上述五花放入杯中，用沸水冲泡，加盖焖几分钟即可饮用。

（3）功效：凉血活血，疏风解毒。

（4）适用人群：风热血热所引起的面部红斑或皮肤敏感者。

（5）注意事项：女性月经期慎用；因五花茶多寒凉，饮用后可能加重虚寒症状，脾胃虚寒者如有腹痛、腹泻，应谨慎饮用；孕妇应避免饮用。

2. 绿豆银耳羹

（1）材料：绿豆 100g，银耳 30g。

（2）制法：绿豆洗净提前浸泡，银耳泡发后撕成小朵。二者一同入锅，加适量水煮至绿豆开花、银耳软糯，可加少许蜂蜜调味。

（3）功效：此羹有助于缓解皮肤敏感引起的瘙痒、红肿等症状。

（4）适用人群：阴虚内热所引起的面部瘙痒、红斑或皮肤敏感者。

（5）注意事项：脾胃虚寒者慎食，因绿豆和银耳性凉，食后可能会加重虚寒症状，如腹痛、腹泻等；风寒感冒者不宜食用，以免加重病情；糖尿病患者需适量使用冰糖或选择低糖替代品，以免影响血糖控制。

3. 冬瓜莲子汤

（1）材料：冬瓜 50g，莲子 20g。

（2）制法：冬瓜去皮切块，莲子去心。一起放入锅中，加适量水煮熟，可根据个人喜好加入少许盐调味。

（3）功效：此汤有助于排出体内湿热，减轻皮肤敏感。

（4）适用人群：脾虚湿热或夏季暑热导致的皮肤敏感者。

（5）注意事项：脾胃虚寒者应慎食，因冬瓜和莲子性凉，食后可能会加重虚寒症状；风寒感冒者、尿频者不宜食用，以免加重病情。

▷ **问题 36：针对皮肤干燥粗糙可使用哪些中医美容外用方？**

答：针对皮肤干燥粗糙可使用的中医美容外用方如下。

1. 面脂方

出处：《备急千金要方》。

组成：白芷、冬瓜仁、川芎、商陆各150g，细辛、葳蕤、防风各75g，当归、桃仁各50g，木兰皮、辛夷、甘松香、麝香、白僵蚕、白附子、栀子花、零陵香各25g。

制作方法：将上述中药材研磨成细粉，加入适量动物油脂（如猪脂、羊脂等）或植物油脂（如芝麻油、橄榄油等），经过加热、搅拌、冷却等工艺制成面脂。

使用方法：洁面后，取适量面脂均匀涂抹于面部，轻轻按摩至吸收。

功效：滋养肌肤，美白祛斑，抗皱防衰。

适用人群：皮肤干燥、粗糙者，面色暗沉、有色斑者，肌肤老化者。

注意事项：皮肤过敏者、皮肤破损者、孕妇及哺乳期妇女禁用。

2. 澡豆方

出处：《千金翼方》。

组成：丁香、沉香、青木香、钟乳粉、珍珠、玉屑、蜀水花、木瓜花各90g，茉莉花、梨花、李花、红莲花、樱桃花、旋覆花、白蜀葵花各120g，麝香1铢。

制作方法：将上述各种成分研磨成细粉，混合均匀，制成澡豆。

使用方法：将澡豆放入水中，待其溶解后，用溶液洗手、洗脸或者沐浴，轻轻揉搓，让溶液充分接触皮肤，之后用清水冲洗干净。

功效：润泽肌肤，增白添香。

适用人群：肌肤粗糙者，面色暗沉、有色斑者，需沐浴清洁者。

注意事项：皮肤过敏者、皮肤破损者、孕妇及哺乳期妇女禁用。

3. 益母草泽面方

出处：《新修本草》。

组成：益母草适量。

制作方法：将益母草全草洗净，晒干后研为细粉，加入适量的水和面粉，调和成糊状。

使用方法：将糊状物均匀涂抹于面部，等待一段时间，让皮肤充分吸收其中的营养成分，之后洗净。

功效：驻颜泽面，美白抗皱。

适用人群：面色暗沉者、皮肤老化者、皮肤干燥者。

注意事项：皮肤过敏者、皮肤破损者、孕妇及哺乳期妇女禁用。

4. 洗面如玉膏

出处：《同寿录》。

组成：丁香50g，白芷100g，麝香50g。

制作方法：将各药物研为细末，以烧酒熬成膏状。

使用方法：取适量膏体涂抹于面部，轻轻按摩片刻后，用清水洗净。

功效：美白肌肤，改善肤质，芳香怡人。

适用人群：肤色暗沉者、皮肤粗糙者。

注意事项：皮肤过敏者、皮肤破损者、孕妇、哺乳期妇女及肌肤敏感者禁用。

问题37：针对肤色暗沉有斑可使用哪些中医美容外用方？

答：针对肤色暗沉有斑可使用的中医美容外用方如下。

1. 七白挺子膏

出处：《太平圣惠方》。

组成：白芷、白蔹、白术各50g，白附子、白茯苓、细辛各1g，白及25g。

制作方法：将上述中药材研磨成细粉，再用适量如猪脂、羊脂等油脂或其他基质调和成膏状。

使用方法：洁面后，取适量膏体均匀涂抹于面部，注意避开眼部和唇部，让膏体在面部停留一段时间，充分发挥药效，之后用清水洗净。

功效：美白祛斑，抗衰防皱，滋养肌肤。

适用人群：面色暗沉、有色斑者，肌肤老化者，皮肤干燥者。

注意事项：皮肤过敏者、皮肤破损者、孕妇及哺乳期妇女禁用。

2. 玉容散

出处：《备急千金要方》。

组成：白附子、牡蛎、茯苓、川芎各 60g。

制作方法：将上述药物研为细末。

使用方法：可加适量羊乳、牛奶、清水或者蜂蜜调成糊状，均匀涂抹于面部，停留一段时间后用清水洗净。

功效：美白祛斑，润肤除皱。

适用人群：肤色暗沉、有色斑者，皮肤干燥粗糙者，肌肤松弛者。

注意事项：皮肤过敏者、皮肤破损者、孕妇及哺乳期妇女禁用。

3. 八白散

出处：《御药院方》。

组成：白丁香、白僵蚕、白牵牛、白蒺藜及白及各 150g，白芷、白附子及白茯苓各 25g。

制作方法：将以上八味药共研为细末，也可制成面膜粉等使用。

使用方法：用清水或蛋清等调和成糊状，均匀涂抹于面部，停留一段时间后洗净。

功效：美白皮肤，润肤养颜，祛斑祛痘。

适用人群：肌肤暗沉者、皮肤粗糙者、有色斑及痘印者。

注意事项：皮肤过敏者、皮肤破损者、孕妇及哺乳期妇女禁用。

4. 白杨皮散

出处：《肘后备急方》。

组成：白杨皮 4g，桃花 8g，白瓜子仁 10g。

制作方法：将上药研成极细粉末。

使用方法：加入适量蜂蜜和水调成糊状，T 区油脂多的地方薄涂，两颊相对干燥处可稍厚涂，停留一段时间后洗净。

功效：润肤养颜，调节皮肤状态。

适用人群：肤色暗沉粗糙者、混合性皮肤者。

注意事项：皮肤过敏者、皮肤破损者、孕妇及哺乳期妇女禁用。

⇨ 问题 38：针对皮肤油腻、长粉刺者，可使用哪些中医美容外用方？

答：针对皮肤油腻、长粉刺者，可使用的中医美容外用方如下。

1. 玉肌散

出处：《外科正宗》。

组成：绿豆粉 500g，滑石、白芷及白附子各 6g。

制作方法：将以上药物研为细末。

使用方法：每次取适量，用清水或牛奶等调和成糊状，均匀涂抹于面部，避开眼部和唇部，停留一段时间后洗净。

功效：美白肌肤，润肤养颜，祛痘祛斑。

适用人群：肌肤暗沉者、皮肤粗糙者、有痘痘或少量色斑者。

注意事项：皮肤过敏者、皮肤破损者、孕妇及哺乳期妇女禁用。

2. 莹肌如玉散（又称"玉容西施散"）

出处：《普济方》。

组成：绿豆粉 60g，白及、白芷、白蔹、白僵蚕、白附子、天花粉各 30g，甘松、山柰、香茅各 15g，零陵香、防风、藁本各 6g，皂角 100g。

制作方法：将上述药物烘干，研成极细的药末，装入瓷瓶中密封保存。

使用方法：每次从小瓶子中取出 10g 此药末，化开后洗脸。

功效：清洁去垢，润泽肌肤。

适用人群：皮肤油腻暗沉者、皮肤干燥粗糙者。

注意事项：皮肤过敏者、皮肤破损者、孕妇及哺乳期妇女禁用。

3. 颠倒散

出处：《医宗金鉴》。

组成：大黄 120g，硫黄 120g。

制作方法：将大黄、硫磺研为细末。

使用方法：用凉水调敷患处，停留一段时间后洗净。

功效：清热解毒，消肿散结。

适用人群：痤疮、脂溢性皮炎等疾病患者，皮肤油腻者。

注意事项：皮肤过敏者、皮肤破损者、孕妇及哺乳期妇女、敏感肌肤人群、体质虚寒者禁用。

4. 痤疮洗剂

出处：《翁氏中医皮肤科学术流派经验》。

组成：金银花及野菊花各 20g，白芷、益母草及皂角刺各 15g，硫黄 5g，丹参 30g。

制作方法：将上药以水浸泡，然后煮取药液。

使用方法：待药液温度适宜时用来洁面或冷湿敷患处。

功效：清热解毒，消肿散结。

适用人群：痤疮、脂溢性皮炎等疾病患者，皮肤油腻者。

注意事项：皮肤过敏者、皮肤破损者、孕妇及哺乳期妇女禁用。

5. 治粉刺方

出处：《太平圣惠方》。

组成：硫黄、密陀僧、乳香、白僵蚕、腻粉、杏仁等各 50g。

制作方法：杏仁用水浸泡软后去皮，研磨成膏状，其他药物研磨成极细粉末。

使用方法：上药用凉水调和后涂抹在患处，停留一段时间后洗净。

功效：清热解毒，消肿散结。

适用人群：痤疮、脂溢性皮炎等疾病患者，皮肤油腻者。

注意事项：皮肤过敏者、皮肤破损者、孕妇及哺乳期妇女、敏感肌肤人群禁用。

⇨ 问题 39：针对皮肤敏感潮红者，可使用哪些中医美容外用方？

答：针对皮肤敏感潮红者，可使用的中医美容外用方如下。

1. 马齿苋洗剂

出处：《医宗金鉴》。

组成：马齿苋适量。

制作方法：将新鲜马齿苋洗净，捣碎取汁，或用干马齿苋煮水取汁。

使用方法：用纱布或化妆棉蘸取汁液，湿敷在敏感部位，每次 15～20 分钟。

功效：可缓解敏感性皮肤的红肿、瘙痒等症状。

适用人群：热毒引起的皮肤敏感，湿疹、皮炎初期，日光性皮炎者。

注意事项：脾胃虚寒者、孕妇、皮肤大面积破溃者禁用。

2. 三黄洗剂

出处：《外科正宗》。

组成：大黄、黄芩、黄柏及苦参各 15g。

制作方法：将上述药物共研细末。

使用方法：取 10～15g，加入蒸馏水 100mL，摇匀，以消毒纱布蘸药汁湿敷患处。

功效：对于皮肤敏感引起的红肿、瘙痒等症状有一定的缓解作用。

适用人群：湿热所致的皮肤敏感者。

注意事项：脾胃虚寒者、孕妇、皮肤大面积破溃者禁用。

（吴育婷）

第三节　直面面部损美性疾病

一、痤疮

⇨ 问题 40：什么是痤疮？

答：痤疮是一种常见的毛囊皮脂腺的慢性炎症性皮肤病，好发于面部、胸背部，以粉刺、丘疹、脓疱、结节、囊肿、疤痕等为特征表现。多发于青春期男女，又被称为"青春痘"，中医称为"粉刺"。

➡ 问题 41：痤疮的典型表现有哪些？

答：痤疮皮损形态多样，初起为与毛囊一致的圆锥形丘疹，包括挤压可见白色或淡黄色脂栓的白头粉刺（闭合性粉刺）和因皮脂氧化呈现黑色顶端的黑头粉刺（开放性粉刺）；炎症加重时可形成红色隆起、顶端易出现小脓疱的炎症丘疹，进一步发展为有硬结感或波动感的暗红色结节、囊肿，严重时可化脓成脓肿，破溃后形成窦道并遗留瘢痕。此外，常伴有皮脂溢出，病程漫长且时轻时重，多数患者青春期后病情逐渐减轻，少数可延至中年。

➡ 问题 42：痤疮是怎样引起的？

答：痤疮的发生是多种因素共同作用的结果。内分泌因素是核心，雄激素（如青春期分泌增多或熬夜、压力导致的激素紊乱）会刺激皮脂腺过度分泌油脂，使皮肤油腻易堵塞毛孔；毛囊微生物感染（如痤疮丙酸杆菌）在油脂堆积时大量繁殖，引发炎症反应，导致粉刺、丘疹、脓疱等皮损；遗传因素通过多基因影响皮脂腺功能和炎症反应，有家族史者更易患病；饮食与生活习惯也至关重要，高糖、高脂、辛辣食物及饮酒会加重油脂分泌，而清洁不足、化妆品残留、熬夜等会堵塞毛孔或诱发内分泌失调；心理压力则通过影响睡眠和激素水平间接促进痤疮发生，形成"皮肤问题-情绪焦虑"的恶性循环。此外，女性若伴有多毛等症状，需警惕多囊卵巢综合征等疾病影响。

➡ 问题 43：肺经血热型的痤疮患者有哪些临床表现，推荐什么中医食疗方调养呢？

答：肺经血热型的痤疮患者皮损以红色丘疹、粉刺为主，或有痒痛，或有脓疱，伴口渴喜饮，大便秘结，小便黄。舌质红，苔薄黄，脉浮数或弦滑。中医食疗推荐百合荷叶粥、枇杷薏苡仁粥、双花饮。

1. 百合荷叶粥

（1）原料：鲜百合 30g，鲜荷叶 30g，粳米 50g，冰糖适量。

（2）制法：将百合洗净切碎，荷叶洗净，放入粳米，加适量水，煮成粥，加入适量冰糖。

（3）用法：可作早餐粥或晚餐粥食用。

（4）功效：清肺热、解暑湿。

（5）注意事项：脾胃虚寒者或寒热夹杂者不宜食用。

2. 枇杷薏苡仁粥

（1）原料：鲜枇杷（去皮、核）50g，薏苡仁100g。

（2）制法：净水中入薏苡仁煮成粥；再将枇杷洗净，去皮，切成碎丁加入粥中，搅匀即可。

（3）用法：可作早餐粥或晚餐粥食用。

（4）功效：清热祛湿，化痰散结。

（5）注意事项：孕妇禁用，脾胃虚寒者慎用。

3. 双花饮

（1）原料：金银花10g，菊花10g，绿茶3g。

（2）制法：将以上食材放入杯中加沸水冲泡，焖15分钟即可饮用。

（3）用法：可代茶饮。

（4）功效：清热解毒，抗菌消炎。

（5）注意事项：脾胃虚寒者慎用。

⇨ 问题44：肠胃积热型的痤疮患者有哪些临床表现，推荐什么中医食疗方调养呢？

答：肠胃积热型的痤疮患者可见颜面、胸背部皮肤油腻，皮损处红肿疼痛，或有脓疱，可伴口臭、口苦，便溏或黏滞不爽，或便秘，尿黄。舌红，苔黄腻，脉滑或弦。

中医食疗推荐茯苓薏米粥、马齿苋薏米粥、鱼腥草山楂饮。

1. 茯苓薏米粥

（1）原料：茯苓粉15g，薏苡仁60g。

（2）制法：将薏苡仁洗净，与茯苓粉同入锅内，加适量水熬成粥。

（3）用法：可作早餐粥或晚餐粥食用。

（4）功效：健脾利湿，清热化痰。

（5）注意事项：阴虚火旺者慎用。

2. 马齿苋薏仁粥

（1）原料：马齿苋 30g，薏苡仁 30g，冰糖适量。

（2）制法：将马齿苋（布包）、薏苡仁加适量水熬至米快熟时，放入冰糖即可。

（3）用法：可作早餐粥或晚餐粥食用。

（4）功效：健脾利湿，清热凉血，消炎解毒。

（5）注意事项：孕妇禁用，脾胃虚寒者慎用。

3. 鱼腥草山楂饮

（1）原料：鱼腥草 15g，山楂 15g，陈皮 10g，枇杷叶 10g。

（2）制法：将鱼腥草、山楂、陈皮、枇杷叶加水适量，中火煎 20 分钟，去渣饮汁。

（3）用法：可代茶饮。

（4）功效：清热解毒，消食化积。

（5）注意事项：对鱼腥草过敏者禁用，脾胃虚寒者慎用。

⇨ 问题 45：肝经湿热型的痤疮患者有哪些临床表现，推荐什么中医食疗方调养呢？

答：肝经湿热型的痤疮患者皮疹色暗红，以丘疹、脓疱、囊肿为主，伴口干口苦，目赤肿痛，两胁作胀疼痛。舌质红，苔黄腻，脉弦滑。

中医食疗推荐绿豆百合粥、凉拌三菜、五花饮。

1. 绿豆百合粥

（1）原料：绿豆 100g，百合 50g，粳米或糯米适量，冰糖适量。

（2）制法：将绿豆洗净加水煮至开裂后，加入粳米或糯米煮成粥。再加入百合煮片刻，放入冰糖调匀即可。

（3）用法：可作早餐粥或晚餐粥食用。

（4）功效：清热解毒，润肺利水。

（5）注意事项：脾胃虚寒者慎用。

2. 凉拌三菜

（1）原料：鲜苋菜、嫩鱼腥草、芹菜各 100g，盐、醋、白糖、芝麻油各适量。

（2）制法：将鲜苋菜、鱼腥草、芹菜洗净切段，入沸水中焯 2 分钟，将上 3 味用盐、醋、白糖、芝麻油凉拌。

（3）用法：可作午餐或晚餐菜品食用。

（4）功效：清热祛湿，抗炎利水。

（5）注意事项：对鱼腥草过敏者禁用，脾胃虚寒者慎用。

3. 五花饮

（1）原料：金银花 6g，菊花 6g，合欢花 6g，百合 10g，玫瑰花 10g。

（2）制法：将以上食材放入杯中加沸水冲泡，焖 20 分钟即可饮用。

（3）用法：可代茶饮。

（4）功效：清热解毒，清肝理气。

（5）注意事项：孕妇、脾胃虚寒者慎用。

▷ 问题 46：痰湿瘀滞型的痤疮患者有哪些临床表现，推荐什么中医食疗方调养呢？

答：痰湿瘀滞型的痤疮患者皮疹颜色暗红，皮损以结节、脓肿、囊肿、瘢痕为主，或见窦道，经久难愈，伴有纳呆、腹胀、便溏。舌质暗红或有瘀点，苔黄腻，脉弦滑。

中医食疗推荐桃仁山楂粥、海带贝母核桃粥、三花茶。

1. 桃仁山楂粥

（1）原料：桃仁 10g，山楂 20g，粳米 50g。

（2）制法：将桃仁、山楂加水煎取汁，加入粳米煮成粥。

（3）用法：可作早餐粥或晚餐粥食用。

（4）功效：活血化瘀、行气止痛。

（5）注意事项：孕妇禁用，脾胃虚寒者慎用。

2. 海带贝母核桃粥

（1）原料：贝母、桃仁、薏米、绿豆、海带各10g，粳米50g。

（2）制法：将贝母、桃仁水煎取汁，加入薏米、绿豆、海带、粳米煮成粥。

（3）用法：可作早餐粥或晚餐粥食用。

（4）功效：补脾益肺，化痰散结。

（5）注意事项：阴虚火旺者、腹泻者以及对海带或贝母过敏者不宜食用。

3. 三花茶

（1）原料：玫瑰花10g，梅花10g，款冬花10g，陈皮15g。

（2）制法：将以上食材放入杯中加沸水冲泡，焖20分钟即可饮用。

（3）用法：以茶代饮。

（4）功效：理气疏肝，散结化痰。

（5）注意事项：实热者、阴虚燥咳者慎用，阴虚火旺者需要禁用玫瑰花，孕妇慎用。

⇨ 问题47：冲任不调型的痤疮患者有哪些临床表现，推荐什么中医食疗方调养呢？

答：冲任不调型的痤疮患者皮损好发于额、眉间或两颊，女性患者可在月经前增多加重，月经后减少减轻，伴有月经不调，经前心烦易怒，乳房胀痛，平素性情急躁。舌质淡红或薄，脉沉弦或脉涩。

中医食疗推荐玫瑰枸杞粥、黑豆坤草粥、玫瑰百合饮。

1. 玫瑰枸杞粥

（1）原料：玫瑰花10g，枸杞子15g，粳米60g，冰糖适量。

（2）制法：将玫瑰花撕成瓣状洗净后与枸杞子、粳米一同放入锅中，先以大火煮沸，再调小火熬粥，加入适量冰糖。

（3）用法：可作早餐粥或晚餐粥食用。

（4）功效：疏肝理气，清热滋阴。

（5）注意事项：正在感冒发热或有炎症、腹泻者慎用，糖尿病患者慎用。

2. 黑豆坤草粥

（1）原料：益母草15g，桃仁10g，苏木15g，黑豆、粳米各50g，红糖适量。

（2）制法：先将益母草、苏木、桃仁水煎取汁，加入黑豆煮至八成熟，放入粳米煮成粥。

（3）用法：可作早餐粥或晚餐粥食用。

（4）功效：补肾益阴，解毒散结，清热利湿。

（5）注意事项：孕妇禁食；黑豆不宜与蓖麻子、厚朴同食。

3. 玫瑰百合饮

（1）原料：玫瑰花10g，月季花10g，百合10g。

（2）制法：将以上食材放入杯中加沸水冲泡，焖20分钟即可饮用。

（3）用法：以茶代饮。

（4）功效：疏肝理气，安神助眠。

（5）注意事项：孕妇慎用。

⇨ 问题48：痤疮常用的中医外治方法有哪些？

答：痤疮常用的中医外治方法丰富多样，包括中药面膜疗法、放血疗法、火针疗法、刺络拔罐、穴位埋线、中药熏蒸、耳穴疗法、梅花针叩刺、毫针刺法，各疗法均有相应适用情况与禁忌事项。

⇨ 问题49：在日常生活中，痤疮患者应如何护理？

答：痤疮患者日常护理需从多方面入手，首先要做好面部清洁，每日洗脸2～3次，油性皮肤可适当增加次数，选控油或温和洁面产品，避免过度清洁及去角质破坏皮肤屏障；勿用手挤、压、抠痤疮，尤其危险三角区严禁挤压，以防感染和留疤；加强防晒，选择轻薄防晒剂并结合遮阳帽、伞等物理防晒，避免紫外线加重炎症和色素沉着；饮食上均衡摄入各类食物，减少辛辣、油腻、高糖及刺激性饮品，控制牛奶（尤其脱脂奶）摄入；适当补充维生素 A、E 及锌等营养素；作息规律，避免熬夜导致激素紊乱；通过娱乐、运动等管理情绪，避免焦虑抑郁加重病情；症状严重时及时就医，遵循专业治疗方案，切勿擅自用药。

（黄丽娇）

二、酒渣鼻

⇨ 问题 50：酒渣鼻有什么临床特点？

答：酒渣鼻（又称玫瑰痤疮）是一种好发于面中部的慢性炎症性皮肤病，主要累及鼻尖、鼻翼、颊部等区域，典型表现为阵发性潮红、持续性红斑、毛细血管扩张，可伴发红色丘疹、脓疱，严重者出现鼻部皮肤增厚增生（鼻赘）或眼部症状（如眼干、畏光）；病程缓慢，可分为红斑、丘疹脓疱、肥大三期，多见于 30～50 岁中年人，女性更常见但男性病情较重（如鼻赘多发）；中医学称其为"酒渣鼻""赤鼻"，认为与饮食湿热、肝郁化火或外邪侵袭相关。

⇨ 问题 51：酒渣鼻是怎样引起的呢？

答：酒渣鼻的病因尚未完全明确，目前认为是多因素共同作用的结果。西医学认为其发病与固有免疫异常、神经血管调节紊乱、皮脂腺及睑板腺功能障碍相关，同时螨虫感染、家族遗传、不良生活习惯、内分泌变化及外界环境刺激等也可能诱发或加重病情。中医学则认为其与肝、肺、脾、胃、心等脏腑失调及瘀血密切相关，初期多因肺经风热或肝郁化火，中期常因脾胃湿热内生、外合邪毒化腐，后期多因久病入络、痰瘀毒互结。

⇨ 问题 52：酒渣鼻患者在日常生活中有哪些需要
　　　特别注意的地方呢？

答：酒渣鼻患者要留意多方面的生活细节。首先，饮酒、吸烟、紫外线照射以及食用含肉桂醇类食品等外源性因素，都可能加重酒渣鼻症状，需尽量规避。具体来说，含有糖皮质激素的药物和化妆品千万别碰，它们可能会让病情恶化；去角质产品以及含酒精的产品也要少用，以免加重病情。日常要注意避免皮肤受到过冷或过热的刺激，同时保持情绪稳定，避免大起大落。作息方面，务必规律，熬夜对皮肤极为不利。饮食上，像辣椒、火锅这类辛辣、刺激性食物要忌口。另外，要尽量躲开日晒和风吹，并且做好防晒和保湿工作，细心呵护皮肤。患者还可以养成记录自身症状的习惯，这样有助于尽早察觉加重病情的因素，从而及时调整生活习惯，缓解酒渣鼻带来的困扰。

⇨ 问题 53：肺经血热型酒渣鼻患者有哪些临床表现呢？

答：肺经血热型酒渣鼻大多属于丘疹脓疱型。患者脸上会出现红色的、类似痤疮的丘疹，还会有脓疱。皮肤常常感觉痒痒的，局部有灼热感。同时，患者可能会觉得口干，还有便秘的情况。这类患者舌头是红色的，舌苔发黄，把脉时能发现脉象比较快。

⇨ 问题 54：针对肺经血热型酒渣鼻推荐什么中医食疗方呢？

答：针对肺经血热型酒渣鼻推荐如下中医食疗方。

1. 山楂粥

（1）原料：干山楂 30g，粳米 60g，冰糖适量。

（2）制法：将干山楂洗净后与粳米先以大火煮沸，再调小火熬粥，加入适量冰糖。

（3）用法：可作早餐粥或晚餐粥食用。

（4）注意事项：正在感冒发热或有炎症、腹泻者慎用，糖尿病患者慎用。

2. 马齿苋薏苡仁粥

（1）原料：马齿苋、薏苡仁各 30g，金银花 15g。

（2）制法：用水 3 碗煎金银花至 2 碗时去渣，入马齿苋、薏苡仁煮粥。

（3）用法：可作早餐粥或晚餐粥食用。

（4）注意事项：腹泻、便溏者慎用。

问题 55：血热蕴肤型酒渣鼻患者有哪些临床表现呢？

答：血热蕴肤型酒渣鼻主要呈现为红斑毛细血管扩张型。患者面部皮肤会出现持续不退的红斑，或者能明显看到扩张的毛细血管。用手按压这些红斑，颜色会褪去，松手后又恢复。不少患者还会感觉面部皮肤瘙痒、刺痛，有灼热感。在情绪方面，这类患者往往比较急躁，容易发怒。从中医的角度看，血热蕴肤型酒渣鼻患者的舌质发紫发暗，或偏红。

问题 56：针对血热蕴肤型酒渣鼻推荐什么中医食疗方呢？

答：针对血热蕴肤型酒渣鼻中医食疗方推荐银花知母粥。

银花知母粥

（1）原料：金银花、知母、生石膏各 30g，粳米 60g。

（2）制法：金银花、知母、生石膏加适量水煮 20 分钟，去渣取汁，再与粳米一起煮成粥。

（3）用法：可作早餐粥或晚餐粥食用。

（4）注意事项：孕妇慎用。

问题 57：痰瘀互结型酒渣鼻是如何形成的，临床有哪些特征性表现呢？

答：痰瘀互结型酒渣鼻的形成，主要和情绪、脏腑功能有关。长期心情抑郁，肝脏的疏泄功能就会受影响，时间一长就容易出现气血运行不畅，形成气滞血瘀。而肝脏功能失调，还会连累脾脏。脾脏主管运化水湿，当脾脏功能失常，水湿不能正常代谢，就会凝聚成痰。痰和瘀血相互纠结，就容易在鼻部形成鼻赘，属痰瘀互结型酒渣鼻。

问题 58：针对痰瘀互结型酒渣鼻推荐什么中医食疗方呢？

答：针对痰瘀互结型酒渣鼻中医食疗方推荐生地黄粥。

生地黄粥

（1）原料：生地黄、白花蛇舌草各30g，虎杖15g，赤芍、牡丹皮、桃仁、红花、当归尾、香附、白芷各10g，川芎、甘草各6g，大米30g，红糖适量。

（2）制法：前12味中药水煎取汁，入白米煮成粥，加红糖调味即可。

（3）用法：可作早餐粥或晚餐粥食用。

（4）注意事项：月经量过多者慎用，避开月经期服用。

⇨ 问题59：中医针对酒渣鼻常用的外治方法有哪些？

答：中医针对酒渣鼻常用的外治方法有以下五种。

（1）药膏涂抹：依据不同治疗需求，把中药配制成各种药膏，直接涂在患处，能起到清热解毒、消肿的作用。比如二黄软膏，它是由水飞硫黄、大黄粉等药物组成，将这些药物调配均匀后备用。使用时，先用温水把患处洗净，然后直接把药膏涂在上面，一天可涂抹多次。这种方法能让药物直接作用于病变部位，缓解症状。

（2）中药面膜疗法：治疗酒渣鼻的中药面膜，常用一些具有清热解毒、散结功效的药物，像黄芩、黄柏、大黄、天花粉、大青叶、板蓝根、蒲公英等。把这些药物研磨成粉末，再用绿豆粉、香蕉泥调配。一般敷在脸上15～20分钟。皮肤严重过敏的人要慎用；局部有创伤、烫伤、皮炎感染等皮肤忌用；患有严重心脏病、呼吸道感染、高血压等疾病，且处于发病期的患者也禁用。

（3）针灸疗法：通过选取特定经络上的穴位进行针灸，以此来调整人体脏腑功能，改善局部血液循环。针灸疗法对酒渣鼻能起到辅助治疗效果，帮助身体恢复平衡状态，减轻酒渣鼻症状。

（4）拔罐疗法：借助负压让罐子吸附在人体皮肤表面，可促进局部血液循环，缓解炎症反应。对于轻度酒渣鼻患者，拔罐疗法有一定帮助，能在一定程度上改善鼻部及周围皮肤的状况。

（5）穴位埋线：将可吸收性外科缝线埋入穴位下方的组织内，以持续刺激穴位，调节人体内分泌失调及免疫功能紊乱的情况。穴位埋线适用于长期反复发作且伴有焦虑抑郁状态的酒渣鼻患者。

▷ **问题 60：酒渣鼻患者日常该如何进行皮肤护理？**

答：酒渣鼻患者做好日常皮肤护理，对缓解症状至关重要，主要有以下几点。

（1）清洁：选用温和洁面产品，每天轻轻洗脸 1～2 次。

（2）保湿：选用温和保湿产品，早晚各用一次，干燥时可随时补涂。

（3）避免损伤：鼻部及周围皮肤处于炎症状态，切勿挤压、搔抓皮损部位，瘙痒时可轻拍或涂止痒药膏。

（4）防晒：可采用物理防晒，如戴宽边遮阳帽、打遮阳伞；也可选用温和防晒产品，耳后试用不过敏后再用于面部，并根据情况及时补涂。

▷ **问题 61：酒渣鼻在什么情况下应及时就诊？**

答：酒渣鼻患者若出现面部红斑、丘疹、脓疱显著增多，红斑范围扩大，毛细血管扩张呈密集网状；患病时间长且鼻尖长出大小各异、形态如乳头的结节；鼻部、眼部红肿水肿，出现炎症性丘疹、增生或瘢痕；情绪激动、温度变化、食用刺激性食物后，如面部潮红等症状明显加重；用药后症状改善不明显、反复发作，或因病情心理负担重等情况，都需尽快就医。

（刘慧民）

三、扁平疣

▷ **问题 62：扁平疣有什么临床特点？**

答：扁平疣中医称扁瘊，是由人乳头瘤病毒（HPV）感染引起的良性赘生物。这种小疙瘩特别喜欢长在咱们的颜面、手背还有前臂这些地方。它们大小不太一样，形状一般是圆形或者椭圆形，摸起来质地有点硬，颜色大多是褐色的，不过也有一些颜色不太一样，而且分布得比较密集。大部分时候，它们不会让你有啥明显感觉，偶尔可能会有点痒痒的。病程还挺长，经常好几年都不消退。

问题 63: 为什么会得扁平疣?

答:扁平疣由人乳头瘤病毒(HPV)感染引发,常见的有 HPV-3、HPV-10、HPV-28、HPV-41 型等。皮肤一旦破损,HPV 就趁机侵入表皮细胞,在里面大量复制、增殖,致使细胞异常分化、增生,长出扁平疣。青少年、体弱多病者、免疫力低下者,以及皮肤受过外伤的人,都是扁平疣的"青睐"对象,易被感染。

问题 64: 扁平疣患者在日常生活中应注意哪些?

答:扁平疣通过积极治疗能完全消退,患者要耐心配合。治疗期间保持心情乐观舒畅,多锻炼提升免疫力。千万别搔抓患处,皮肤破了容易引发感染;保持患处干净,但别过度搓洗,防止自身接种。饮食上,多吃新鲜果蔬,远离辛辣刺激食物。注重个人卫生,别和他人共用清洁用品。另外,日光暴露可能增加患病风险,平时一定要做好防晒。

问题 65: 中医把扁平疣分成了哪些类型, 每种类型都有啥特点呢?

答:扁平疣在临床上主要分为风热毒蕴型、肝经郁热型、脾虚湿蕴型、气滞血瘀型 4 种,主要特点如下。

1. 风热毒蕴型

这类型扁平疣病程比较短,常常是突然就发病了。皮疹颜色偏淡红,数量比较多,有的是这儿一个那儿一个地散在分布,有的则紧紧挨在一起密集分布。患者可能会感觉有点痒,也可能不痒。同时,还伴有身体发热、口干想喝水、大便不通畅、尿液发黄等症状。患者舌头是红色的,舌苔薄薄的一层黄色,脉象浮数。

2. 肝经郁热型

此类型的扁平疣皮疹是灰褐色的,质地比较硬,也是密密麻麻地分布着,有轻微瘙痒感。患者会感觉口干,心里烦躁,大便干结难解,小便量少。观察舌头，是红色的，舌苔发黄，脉象弦数。

3. 脾虚湿蕴型

这种类型的扁平疣皮疹呈现灰黄色，有单个零散分布的，也有部分融合在一起形成一片的。患者常常表现出吃东西没胃口，身体疲倦乏力，肚子胀，大便稀溏不成形，小便要么清长要么微微发黄。从舌象看，舌头淡胖，边缘还有牙齿印，舌苔薄白或者发腻，脉象濡缓。

4. 气滞血瘀型

这类扁平疣病程较长，皮疹颜色是暗红色或者黄褐色，看起来比较"苍老"，质地坚硬，大小不一样，分布得比较稀疏。患者可能会感觉胸胁部位胀痛，女性还可能出现月经不调、痛经等情况。舌头颜色紫暗，舌边能看到瘀点、瘀斑，舌苔发黄，脉象弦细或者涩。

问题 66：针对扁平疣，中医有哪些外治方法呢？

答：中医治疗扁平疣的外治方法，会根据不同部位及多种因素来选择。像面部等对美观要求高的地方，要避免用创伤性大的方法，防止留下后遗症；而手背、前臂这些对美观要求相对低的部位，就可选择刺激性大些的方法来提升疗效。同时，患者的接受程度、时间安排和疗程也得综合考量，具体方法如下。

（1）火针疗法：是将毫针放在酒精灯火焰上加热至白亮状态后，快速刺入疣体的方法。这种疗法在操作的过程中会有一定痛感。

（2）艾灸疗法：是用艾条悬灸疣体的方法。操作时，应注意避免烧烫伤，避免在面部尤其是眼周使用此法。

（3）其他方法：如耳尖静脉放血疗法、耳穴贴敷疗法、体针疗法、耳针疗法、穴位注射疗法等皆可用于扁平疣的治疗。

问题 67：西医一般用什么方法来治疗扁平疣？

答：西医治疗扁平疣主要有外用药物和物理治疗两种方法。

（1）外用药物治疗：外用抗病毒药膏可破坏病毒结构、抑制其复制；外用角质溶解剂能溶解角质层，促使疣体脱落。使用时务必严格遵医嘱，防止刺激正常皮肤。

（2）物理治疗：液氮冷冻利用低温使疣体组织坏死脱落，激光治疗借助高能量激光破坏疣体。这两种方式适用于病情较重者，治疗后皮肤会红肿、结痂，需做好护理，预防感染。

问题 68：中医针对扁平疣有哪些中药外用方法呢？

答：针对扁平疣的中药外用方法需根据个人情况和医生建议进行，具体有以下几种。

1. 单味中药

取新鲜艾叶的汁液，或是用纱布包着鸦胆子肉，涂擦患处，每日 1～2 次，10 天为 1 个疗程。使用鸦胆子时要注意，避免接触正常皮肤。

2. 复方中药

方法一：将千里光、百部、蛇床子和地肤子等药材煎煮，先用药液蒸汽熏蒸患处，之后用纱布蘸取药液，稍微用力擦洗，直到皮肤发红，有局部灼热、微痛的感觉就行。每天 1～2 次，每次 15～20 分钟，10 天为一个疗程。

方法二：把马齿苋、薏苡仁、丹参、当归和白芷等中药免煎颗粒剂，用温水或蜂蜜调糊外敷于患处，约 1 小时后用温水洗净。每两天敷 1 次，10 次为一个疗程。

方法三：用木贼草 30g、板蓝根 30g、香附 30g 和山豆根 30g 一起煎水，用来擦洗患处，擦至皮肤发红。每天 3～5 次，10 天为一个疗程。

方法四：取狗脊 30g 和地肤子 30g 煎水，用于擦洗患处。每天 3～5 次，10 天为一个疗程。

问题 69：得了扁平疣，日常该怎么护理皮肤呢？

答：得了扁平疣，日常皮肤护理很关键。首先，要保持皮肤清洁干爽，每天用温和的清水洗脸或清洗长扁平疣的部位，不用含有酒精、香料等刺激性成分的洗护用品。

其次，防晒工作必不可少。出门一定要做好防护，像戴宽边遮阳帽、打遮阳伞，或是涂抹温和、无刺激的防晒霜，减少皮肤被紫外线直射的机会。

最后，个人卫生方面要格外注意，坚决不能和他人共用毛巾、浴巾、洗脸巾这类生活用品。扁平疣由病毒引起，共用物品容易把病毒传染给别人，也可能让自己再次感染，导致病情反复或加重。

⇨ 问题 70：针对扁平疣的推荐的中医食疗方有哪些？

答：针对扁平疣的中医食疗方推荐如下两种。

1. 薏仁粳米粥

（1）原料：薏苡仁 30g，粳米 50g，冰糖适量。

（2）制法：先浸泡薏苡仁，把浸泡好的薏苡仁连同浸泡用的水一同倒入煮锅，接着加入适量粳米，待粥煮好后，依据个人甜度喜好，加入适量冰糖。

（3）用法：可作早餐粥或晚餐粥食用。

（4）注意事项：脾胃虚寒者慎用。

2. 绿豆与薏苡仁粥

（1）原料：薏苡仁 50g，绿豆 50g，冰糖适量。

（2）制法：取干净煮锅，倒入适量清水，放入绿豆。开大火将水煮沸，水沸后继续煮绿豆 5～10 分钟，再将薏苡仁倒入同煮为粥。

（3）用法：可作早餐粥或晚餐粥食用。

（4）注意事项：脾胃虚寒者慎用。

⇨ 问题 71：得了扁平疣，什么情况下应及时到院就诊？

答：得了扁平疣，以下情况建议及时到院就诊：扁平疣数量增多、面积扩大，影响美观或日常生活；扁平疣伴有严重瘙痒、疼痛等不适症状；扁平疣长时间未消退或反复发作。扁平疣疑似发生恶变，如出现不规则形状、颜色变化等。

（刘慧民）

四、脂溢性皮炎

⇨ 问题 72：什么是脂溢性皮炎？

答：脂溢性皮炎是发生在皮脂溢出部位的一种慢性丘疹鳞屑性、浅表炎症性皮肤病。该病好发于头面、躯干等皮脂溢出部位，以大小不等的淡红色或黄红色斑片，上覆糠秕状鳞屑或油腻性痂屑为临床特征，伴有不同程度瘙痒，为临床常见疾病。中医称为"白屑风""面游风"等。

⇨ 问题 73：脂溢性皮炎有什么特点？

答：脂溢性皮炎有如下几方面特点。

1. 特定好发部位

好发于皮脂腺分泌旺盛的部位，如头皮、面部（尤其是鼻翼两侧）、耳朵、胸部、背部等。

2. 多样皮肤表现

红斑：皮肤出现红色或粉红色的斑块。

脱屑：皮肤表面有油腻的鳞屑或干性皮屑，尤其是头皮上可能出现油腻的头皮屑。

瘙痒：患者可能会感到不同程度的瘙痒。

炎症：皮肤可能伴有炎症，表现为红肿。

3. 慢性且易复发

脂溢性皮炎是一种慢性皮肤病，可能会反复发作，需要长期、系统的治疗与管理。

⇨ 问题 74：为什么会得脂溢性皮炎？

答：从西医角度来看，脂溢性皮炎病因多样。它存在遗传倾向，天生皮脂分泌旺盛的人更易发病。马拉色菌感染会破坏皮肤屏障引发炎症，免疫功能受抑制、角质层屏障受损、雄激素水平升高也都与之相关。此外，不良饮食习惯、精神压力、日晒、营养缺乏等众多因素，都可能诱发或加重脂溢性皮炎。

中医学则认为，本病主要有两个成因。一是过食肥腻辛辣食物，致使脾胃运化失常，产生湿热蕴结在肌肤，常表现为油性皮损；二是风热之邪侵袭人体，时间久了导致阴伤血燥，或是本身血虚又外感风热，使肌肤得不到滋养，多表现为干性皮损。

➡ 问题 75：脂溢性皮炎的临床表现有哪些？

答：脂溢性皮炎好发于皮脂腺分泌旺盛的人群与部位。常见于青年、成年人以及 3 个月内婴儿，多发生在头面部、耳部、胸背、腋窝等皮脂腺丰富处。其皮损特点为边界清晰、对称分布的油腻性鳞屑性黄红色斑片，伴有不同程度瘙痒。头皮表现为头皮屑、红斑、油腻皮屑，严重时渗出、结痂、有臭味，还会脱发；颜面部从头部蔓延，出现红斑、脱屑，累及眼睑、耳后等部位；躯干部为圆形或椭圆形红斑，覆油腻鳞屑；褶皱部位红斑似体癣，可渗出。婴儿脂溢性皮炎头部有灰黄色油腻痂皮，多在出生一周左右出现，一岁前自愈。成人脂溢性皮炎呈慢性，易反复。

➡ 问题 76：得了脂溢性皮炎该注意什么？

答：得了脂溢性皮炎，在生活各方面都需多加留意。生活作息上，要规律作息，保证充足睡眠，适度运动，同时尽量舒缓精神，避免紧张和压力过大。饮食方面，少吃油炸、甜腻食物与奶制品，远离酒精和辛辣食品，多吃新鲜果蔬以及富含维生素 B 的食物，维持饮食均衡。居住环境也有讲究，要保持居室干净整洁，调节好室温，防止出汗过多，一旦出汗及时擦拭，并更换干净柔软的衣物。

皮肤护理至关重要。需勤洗头，用弱碱性、温和的洗发产品清洁头面部，保持头皮清洁干爽，切不可用强碱性洗液刺激皮肤。日常护理时，要把握好清洁与补水的度，过度会加重炎症、损害皮肤屏障。治疗用药务必谨慎，虽需使用抗炎药，但要避开复方类药物，以防降低皮肤免疫力，使马拉色菌等微生物繁殖加剧。治疗期间，不要使用发胶、凝胶等美发产品，护肤、护发产品中含酒精的也不能用，以免诱发疾病发作。

问题77：脂溢性皮炎有什么类型？

答：脂溢性皮炎按发病部位和人群特点可分为不同类型。

从发病部位看，头皮损害有鳞屑型和结痂型。鳞屑型表现为红斑或红色毛囊丘疹，伴有小片糠秕状脱屑，头发易干燥、细软甚至脱落。结痂型多见于肥胖人群，头皮有厚积的片状、油腻性黄色或棕色痂，痂下炎症明显，还会出现不同程度的糜烂、渗出。

从发病群体看，婴儿脂溢性皮炎较为特殊。常于出生后3～4周出现，在头顶、全头皮，甚至眉区、鼻唇沟、耳后等部位，有灰黄色、黄褐色的油腻性鳞屑或痂皮，一般无全身症状，仅有轻微瘙痒，多数情况下1个月内可逐渐自愈，部分观点认为它是特应性皮炎的亚型。另外，严重的脂溢性皮炎会发展为脂溢性红皮病，此时皮损泛发全身，皮肤弥漫性潮红且显著脱屑。

问题78：血热风燥型（干性）脂溢性皮炎有哪些特征临床表现，推荐什么中医食疗方呢？

答：血热风燥型（干性）脂溢性皮炎的特征临床表现为皮损色红，皮肤干燥，有糠秕状鳞屑，自觉瘙痒，抓破后会出血，同时舌质红，苔薄黄或薄白，脉弦滑。推荐以下中医食疗方。

1. 凉血清风茶

（1）原料：当归、防风、知母、赤芍各6g，甘草3g，绿茶1g。

（2）制法：将诸味原料放入杯中，用滚水冲泡，加盖焖约15分钟即可。可回冲3～5次。

（3）用法：每日1剂，不拘时间，分次饮服。3～5日为一个疗程，视病情可连服2～3个疗程。

（4）注意事项：体质虚寒及妊娠者慎用。

2. 大枣猪油汤

（1）原料：大枣 15g，生猪油 15g。

（2）制法：将大枣、生猪油放入锅内加适量水，大枣煮熟即可。

（3）用法：趁热食用，每隔 2 日用一剂，每日三餐后各食 1 次，7 日为一个疗程，视病情可连服 3～4 个疗程。

（4）注意事项：高脂血症者及消化不良者慎用。

问题 79：肠胃湿热型（油性）脂溢性皮炎有哪些特征临床表现，推荐什么中医食疗方呢？

答：肠胃湿热型（油性）脂溢性皮炎的特征临床表现为皮肤出现红斑，头面部油腻明显，有渗出倾向，常有点状糜烂渗液，伴有油腻性鳞屑和结痂，同时可能出现大便干结、小便色黄等症状。观察舌象可见舌红、苔黄腻，脉象多为滑数。

中医食疗推荐薏苡仁萝卜缨粥。

薏苡仁萝卜缨粥

（1）原料：薏苡仁、萝卜缨、马齿苋各 30g，粳米 100g。

（2）制法：将上述原料洗净，萝卜缨和马齿苋切碎，与薏苡仁、粳米一起加水熬粥至熟烂。

（3）用法：温热服食，每日 1 剂，分 3 次食用。7 日为一个疗程，一般可服 4～5 个疗程。

（4）注意事项：体质虚寒者及孕妇慎用。

问题 80：脂溢性皮炎常用的中医外治法有哪些？

答：脂溢性皮炎的中医外治法丰富多样，需依据皮疹特点、发病部位及证型来选择。一方面，可采用中药涂擦、药浴、塌渍等方法，如皮肤干燥用润肤剂，头皮痒且油脂多用白屑酊外搽；中药药浴可选用颠倒散、复方黄柏溶液涂剂、脂溢洗方等；塌渍则用清热凉血止痒的药物煎液湿敷。另一方面，还有非药物外治疗法，如梅花针、针刺、耳穴压豆等。针刺疗法针对血热风燥证（干性）以三阴交、风池、曲池为主穴，肠胃湿热证（油性）以膈俞、脾俞、合谷、血海为主穴，均配以相应配穴，每日 1 次，10 次为一个疗程。

问题 81：脂溢性皮炎常用的西医治疗方法有哪些？

答：脂溢性皮炎的西医治疗方法主要包括系统治疗和局部治疗。

系统治疗方面，可口服维生素 B 族、抗组胺药物。针对不同情况，如存在真菌感染或泛发性损害时用伊曲康唑；有细菌感染时用四环素或红霉素；范围大、炎症明显且有红皮病倾向者，在无禁忌证时可短期用小剂量糖皮质激素。

局部治疗主要是减少脂溢、溶解皮脂、抗菌、抗真菌及止痒。常用含有抗真菌药的复方制剂，如复方咪康唑乳膏等；严重患者或低强度糖皮质激素治疗无效者可外用钙调磷酸酶抑制剂；头皮部位可使用 2% 酮康唑洗剂或二硫化硒洗剂，且需遵循外用药物治疗原则。

问题 82：脂溢性皮炎如何进行中西医结合治疗？

答：脂溢性皮炎作为临床常见病、多发病，治疗时在调节饮食的基础上，采取中西医结合、全身与局部用药结合的方式。轻度患者可通过辨证内服中药或口服维生素 B 族制剂，搭配局部外治，中医治疗以祛风、清热、化湿、润燥为主，西医侧重去脂、消炎、杀菌、止痒；重度患者需采取中西药并用的综合治疗，可短期加用糖皮质激素，待病情控制后逐渐减量、停用，再继续中药辨证内服与外用巩固疗效。

问题 83：脂溢性皮炎怎么预防复发？

答：预防脂溢性皮炎复发，需从多方面入手：在饮食上，要避免多脂高糖食物，多摄入新鲜果蔬，远离酒类及辛辣刺激性食物；日常清洁时，要规避化学性与机械性刺激，不用强碱性洁肤产品，改用中性产品清洁头面部；皮肤护理方面，不可强行剥除鳞屑，避免搔抓、用力篦头。同时，要养成良好的生活习惯，保证充足睡眠，保持良好的排便习惯，积极纠正便秘问题。

⇨ 问题84：得了脂溢性皮炎要怎么护理？

答：得了脂溢性皮炎后，护理需要从多方面细致进行。日常避免化妆，防止卸妆时大力摩擦损伤皮肤屏障，且许多卸妆产品含有的合成脂可能加速马拉色菌生长，同时规避摩擦、搔抓等机械性刺激，预防感染；药物护理方面，依据发病机制，可适当外用抗真菌制剂、中弱效糖皮质激素制剂、水杨酸制剂，按瘙痒程度选择抗组胺药，也可适当补充维生素B族；头发护理上，若普通洗发水效果不佳，可选用含酮康唑等成分的抗真菌去屑洗发水，针对头皮鳞屑，可用矿物油、花生油或橄榄油涂抹头皮，软化后清洗去除。

⇨ 问题85：脂溢性皮炎患者出现什么情况需要及时就诊？

答：脂溢性皮炎患者在以下几种情况下需及时就诊：一是头皮屑显著增多，不仅头上，甚至头发、眉毛、胡须上都附着脱屑，对外观造成明显影响时；二是皮肤症状表现突出，如头面部或其他部位出现红斑，还附着有油腻性鳞屑或黄痂，同时伴有瘙痒、糜烂、渗出等情况，患者怀疑是其他皮肤病时；三是进行常规护理后，症状未得到缓解，且因病情产生焦虑情绪，甚至影响到睡眠时；四是症状加重，皮肤出现弥漫性的潮红、浸润、肿胀、脱屑，此时需警惕皮肤感染；五是对于婴儿脂溢性皮炎，若婴儿面部及头皮结痂严重，搔抓后易出血，则应及时就医，并在医生指导下规范用药。

（叶佩真）

五、激素依赖性皮炎

⇨ 问题86：什么是激素依赖性皮炎？

答：激素依赖性皮炎即糖皮质激素依赖性皮炎，是因长期外用含糖皮质激素制剂引发的皮肤病，其特点是停用该制剂后，原有皮肤病会复发或加重，进而使患者不得不继续使用糖皮质激素。

▷ 问题 87：激素依赖性皮炎有什么特点？

答：激素依赖性皮炎的特点体现在皮肤外观与自觉症状两方面。外观上，皮肤变薄潮红、出现红血丝，伴有粉刺、丘疹、脓疱，有色素沉着，还会干燥、粗糙、脱屑，甚至萎缩；自觉症状上，患者常有皮肤灼热、瘙痒、疼痛、紧绷感。

▷ 问题 88：为什么会得激素依赖性皮炎？

答：激素依赖性皮炎主要由糖皮质激素使用不当所致。一方面，临床存在未正确合理为患者选择外用糖皮质激素的情况；另一方面，在适应证和用药部位选择上出现错误，像痤疮、酒渣鼻等应慎用的皮肤病，以及面部湿疮、婴幼儿长期使用中、强效或含氟糖皮质激素。此外，使用时间过长，如高效糖皮质激素超过 20 天、低中效超过 2 个月，还有将糖皮质激素掺入化妆品当作"特效嫩肤、美白"产品长期使用，以及市场上部分化妆品、护肤品违规添加糖皮质激素，被人们滥用误用，这些因素共同导致了激素依赖性皮炎的发生。

▷ 问题 89：激素依赖性皮炎的临床表现有哪些？

答：激素依赖性皮炎的临床表现多样，在皮肤外观上，因长期使用糖皮质激素，皮肤会变薄、潮红且出现红血丝，呈现痤疮样皮炎，表现为粉刺、丘疹及脓疱，还有可能出现色素沉着区域，皮肤变得干燥、粗糙、脱屑甚至萎缩，部分患者会有毳毛增粗变长的现象；在自觉感受方面，患者常自觉皮肤有灼热、瘙痒、疼痛及紧绷感，这些症状严重影响皮肤健康和患者的生活质量。

▷ 问题 90：得了激素依赖性皮炎该注意什么？

答：得了激素依赖性皮炎，需要在多方面加以注意。首先，要立刻停用所有含激素的药物和化妆品，这是治疗的基础。同时，尽快就医，遵循皮肤科医生的科学规范指导，严格执行治疗方案，不可自行中断或更改。在饮食上，避免食用辛辣、油腻食物，如海鲜、辣椒、猪肉、韭菜等，多吃富含维生素和抗氧化剂的食物。日常中，规避过热、过冷环境，防止日晒、风、热、寒及搔抓等刺激。生活习惯方面，要早睡不熬夜，保证充足睡眠并及时补充营养，还可通过运动、冥想等方式缓解压力。此外，不要轻信市场上所谓能快速治愈的产品，以免加重病情。治疗过程中要有耐心和信心，记录皮肤症状变化，方便医生评估和调整方案。最后，做好心理调适，正确认识激素的作用与不良反应，保持良好心态，注意休息和睡眠。

⇨ 问题 91：激素依赖性皮炎有什么类型？

答：激素依赖性皮炎根据皮损发生部位可分为以下三种类型。

1. 口周型

皮损主要分布于口周离唇 3～5cm 内的区域。

2. 面部中央型

皮损集中在双面颊、下眼睑、鼻部及额部，口唇周围皮肤一般正常。

3. 弥散性

皮损分布于整个面部、额部和口周皮肤。

⇨ 问题 92：风热血热型激素依赖性皮炎有哪些临床表现，推荐什么中医食疗方调养？

答：风热血热型激素依赖性皮炎患者的皮肤表现为面部潮红肿胀发亮，伴有红色丘疹、结节，干燥脱屑且灼痒刺痛，遇冷热刺激或洗脸后症状加剧，使用激素制剂可短暂缓解，停用即复发；全身症状可见口干口渴，喜饮凉水，大便干结，小便短赤，情绪烦躁不安；舌红苔薄黄，脉弦数。

针对风热血热型激素依赖性皮炎，可采用以下中医食疗方调养。

1. 山楂槐花茶

（1）原料：生山楂 30g，槐花 20g。

（2）制法：将原料洗净，加水适量煎汁。

（3）用法：代茶饮，每日 1 剂，分次服。

（4）注意事项：胃酸过多或胃溃疡患者应慎用，体质虚寒及脾胃虚寒者不宜多食，孕妇慎用。

2. 荷叶粥

（1）原料：鲜荷叶 1 张，大米 50g。

（2）制法：如常法煮米做粥，临熟时将鲜荷叶洗净覆盖在粥面，用文火焖一会儿，揭去荷叶，粥成淡绿色即可。

（3）用法：每天食用。

（4）注意事项：体质虚寒及脾胃虚寒者不宜多食，孕妇慎用。

⇨ **问题 93：血虚风燥型激素依赖性皮炎有哪些临床表现，推荐什么中医食疗方调养？**

答：血虚风燥型激素依赖性皮炎临床表现为面部皮肤干燥变薄，粗糙脱屑，汗毛增多、增粗，毛细血管扩张，色素沉着晦暗，患者自觉皮肤瘙痒，激素制剂外涂后症状可减轻；全身症状可见口燥咽干，五心烦热；舌红少苔，脉细数。

针对血虚风燥型激素依赖性皮炎，中医食疗推荐养阴润燥汤。

养阴润燥汤

（1）原料：百合、玉竹、沙参、山楂各 9g，罗汉果 5g。

（2）制法：诸药加水适量同煎汤。

（3）用法：每日 1 剂，代茶饮。

（4）注意事项：体质虚寒及脾胃虚寒者不宜多食，孕妇慎用。

⇨ **问题 94：激素依赖性皮炎常用的西医治疗方法有哪些？**

答：激素依赖性皮炎常用的西医治疗方法涵盖多个方面。一般治疗上，需停用激素类软膏、不正规化妆品护肤品，合理饮食，减少辛辣油腻甜食摄入，规避物理与化学刺激，以及紫外线长时间照射，同时对患者进行心理疏导以戒除激素依赖。外用药物治疗采用糖皮质激素递减疗法，逐步停用激素，或使用钙调磷酸酶抑制剂、非甾体类制剂进行替代治疗。系统治疗中，运用抗组胺药物缓解不适，采用羟氯喹等进行抗炎，针对痤疮样皮炎、色素沉着等症状也有相应药物治疗方案。物理治疗借助低能量、长波长的强脉冲光及红光，减轻炎症，修复皮肤。此外，待症状消除后要规范治疗原发病。

▷ 问题 95：针对激素依赖性皮炎常用的中医外治方法有哪些？

答：针对激素依赖性皮炎常用的中医外治方法有如下几种。

1. 药物外治

（1）冷湿敷：用生地榆、白芷、地骨皮、白鲜皮等中药煎出药液冷湿敷患处，每日 2 次，每次 20 分钟，6 天为一个疗程。

（2）外搽：皮肤干燥、粗糙脱屑时，可用优质麻油或温和的精油外搽，每日 1 次。

2. 针灸

（1）毫针刺：取大椎、曲池、合谷、列缺、百虫窝等穴位，采用泻法，隔日 1 次，10 次为一个疗程。

（2）穴位埋线：先定位大椎、肺俞、曲池等穴位并进行常规消毒，然后用埋线针穿入 1cm 长左右羊肠线，采用注线法注入。需注意 24 小时禁沾水，酒精、牛、羊肉过敏者禁用。

（3）穴位注射：取双侧血海穴或曲池穴，常规消毒后，抽取丹参或生地注射液 3mL，每穴注射 1.5mL，每周 2 次，6 次一个疗程。

▷ 问题 96：激素依赖性皮炎如何预防复发？

答：激素依赖性皮炎预防复发应做好以下几个方面。

（1）严格筛选护肤产品：通过正规渠道选购化妆品，仔细核对成分表，警惕宣称"神奇效果"的产品，杜绝使用含激素成分的护肤品；避免使用美容院、微商、代购等来源不明的护肤产品。

（2）规范外用药物使用：患皮肤病时，务必在医生指导下使用外用药物，严禁自行长期使用含激素药膏；对于面部及婴幼儿皮损应避免使用中、强效糖皮质激素及含氟制剂，若确需使用，优先选择弱效、不含氟的糖皮质激素，且使用时长不超过 1 个月；痤疮、酒渣鼻、浅表真菌病等皮肤病，尽量不外用糖皮质激素。

（3）科学护理皮肤：选用适合敏感肌的洁面产品，用温水洗脸，减少摩擦与挤压；日常注重皮肤保湿修复，使用含透明质酸等成分的护肤品，增强皮肤屏障；避免面部按摩、热水洗脸、蒸桑拿，做好防晒防风；选择保湿型医学护肤品，切勿滥用化妆品。

（4）保持健康生活方式：避免食用辛辣、刺激性食物，禁酒，多摄入蔬菜、水果。

⇨ 问题97：得了激素依赖性皮炎要怎么护理？

答：预防激素依赖性皮炎复发需从多方面入手。在产品选择上，购买护肤品要通过正规渠道，仔细查看成分表，警惕"神奇效果"宣传，不使用来路不明产品，尤其要避免美容院、微商及代购的可疑护肤产品，同时面部及婴幼儿皮肤应避免使用中、强效及含氟糖皮质激素，痤疮等皮肤病尽量不外用糖皮质激素；在用药方面，务必严格遵医嘱使用外用药物，杜绝自行长期使用含激素药膏；日常护肤时，注重使用含透明质酸等成分的产品增强皮肤屏障，避免过度清洁和摩擦，选择敏感肌适用洁面产品，用温水洗脸，减少皮肤挤压，同时避免面部按摩、蒸桑拿，做好防晒、防风措施；在生活习惯上，忌辛辣刺激性食物与酒精，多摄入蔬菜水果。此外，还需正确认识疾病相关知识，增强治疗依从性与信心，从根本上规避激素长期外用。

⇨ 问题98：激素依赖性皮炎患者出现什么情况需要及时就诊？

答：当激素依赖性皮炎患者出现以下情况时，需及时就诊：出现皮肤变薄、潮红、红血丝、粉刺、丘疹、脓疱、色素沉着、干燥、粗糙、脱屑、皮纹萎缩等症状；自觉皮肤灼热、瘙痒、疼痛、紧绷感加剧；停用激素或疑似含激素化妆品后，原有皮肤病复发或加重；皮肤出现红肿、渗液等炎症反应；因长期使用外用糖皮质激素，致使皮肤角质层变薄、屏障功能受损、敏感性升高；停用激素后出现炎性水肿、发红、烧灼感等更严重的激素反跳现象；可疑细菌、真菌感染。一旦出现上述情形，应尽快前往医院，以便及时接受规范治疗。

（叶佩真）

六、过敏性皮炎

▷ 问题 99：什么是过敏性皮炎？

答：过敏性皮炎是一种常见于中青年女性面部的轻度红斑鳞屑性皮肤病，其临床特征为面部出现潮红斑片，并附着单层糠秕状鳞屑，患者常自觉有灼热感及轻度瘙痒。这种疾病具有明显的季节性特点，在春秋季节容易反复发作。

▷ 问题 100：过敏性皮炎有什么特点？

答：过敏性皮炎多见于 25～40 岁的女性，发病突然，其主要特点是出现轻度局限性潮红斑片，部分有轻度肿胀，表面附有细小糠秕状鳞屑，一般无丘疹、水疱及苔藓样改变，患者自觉瘙痒，若反复发作还可能导致面部色素沉着。

▷ 问题 101：为什么会得过敏性皮炎？

答：过敏性皮炎的发病原因较为复杂。化妆品方面，部分产品含有的香料、防腐剂、重金属（尤其是铅、汞超标）等成分，会刺激皮肤细胞产生抗体引发过敏；而敏感肌选择不当产品或不适合自身肤质的化妆品，也容易诱发该病；皮肤自身因素上，滥用护肤品、激素类软膏或进行化学剥脱术治疗后，会导致皮肤屏障受损，免疫与防护功能下降；随着年龄增长，皮肤皮脂膜健康程度降低，使致敏物质更易入侵；外部环境因素中，敏感性肌肤易被家养宠物皮毛尤其油脂腺分泌蛋白粘附形成的过敏原刺激；春季花粉颗粒飘散，也是引发过敏的重要因素。

▷ 问题 102：过敏性皮炎的临床表现有哪些？

答：过敏性皮炎好发于颧部、面颊部、额部，严重时可波及全颜面部，少数出现在颈前三角区及颈部；其皮损多为轻度局限性潮红斑片，部分伴有轻度肿胀，表面附着细小糠秕状鳞屑，无丘疹、水疱及苔藓样改变，多见于

25～40 岁女性，发病突然且自觉瘙痒，反复发作还会导致面部色素沉着；病程上，发病后 1 周至 10 天症状可消退，但极易复发，尤其在春秋季节多发，部分患者病情反复可达 3～5 年之久。

⇨ 问题 103：得了过敏性皮炎该注意什么？

答：得了过敏性皮炎，需要在多个方面加以注意。首先，要停用相关化妆品及刺激物，及时停止使用某些化妆品、洗面奶等可能刺激皮肤的产品。其次，要积极就医并规范治疗，寻求皮肤科医生的专业帮助，严格遵循医嘱进行科学规范的治疗，切勿自行中断或更改治疗方案。在日常环境方面，要避免处于过热或过冷的环境中，防止温度极端变化加重皮肤症状。生活习惯也需改善，保持规律作息，早睡不熬夜，保证充足睡眠，饮食上避免辛辣、油腻、高糖和容易致敏性食物，多吃富含维生素和抗氧化剂的食物。同时，要注意舒缓压力，可通过运动、冥想等方式排解压力，保证充足睡眠。还要警惕不良产品，不要使用市场上那些声称能快速治愈过敏性皮炎的产品，以防其含有激素或有害成分。患者要保持耐心并坚持治疗，认识到过敏性皮炎的治疗需要时间。此外，做好症状记录也很重要，记录皮肤反应和症状变化，以便医生评估治疗效果和调整方案。最后，要重视心理调适，充分了解激素的作用和不良反应，保持良好心态，注意休息和睡眠。

⇨ 问题 104：风热血热型过敏性皮炎有哪些临床表现，推荐什么中医食疗方调养？

答：风热血热型过敏性皮炎的特征临床表现为面部出现潮红肿胀的斑片，边界较为清晰，上面附着有细小鳞屑，同时患者自觉瘙痒，还伴有口苦而干、便干尿赤的症状，舌质红，苔薄黄，脉浮数。中医食疗方推荐山楂槐花茶和荷叶粥。

1. 山楂槐花茶

（1）原料：生山楂 30g，槐花 20g。

（2）制法：将原料洗净，加水适量煎汁。

（3）用法：代茶饮，每日 1 剂，分次服。

（4）注意事项：胃酸过多或胃溃疡患者应慎用，体质虚寒及脾胃虚寒者不宜多食，孕妇慎用。

2. 荷叶粥

（1）原料：鲜荷叶 1 张，大米 50g。

（2）制法：如常法煮米做粥，临熟时将鲜荷叶洗净覆盖在粥面，用文火焖一会儿，揭去荷叶，粥成淡绿色即可。

（3）用法：每天食用。

（4）注意事项：体质虚寒及脾胃虚寒者不宜多食，孕妇慎用。

问题 105：风热血燥型过敏性皮炎有哪些临床表现，推荐什么中医食疗方调养？

答：风热血燥型过敏性皮炎的特征临床表现为面部潮红肿胀斑片反复出现，同时皮肤干燥脱屑，伴有口唇干燥、手心发热的症状，舌质红，苔薄黄，脉细数。

中医食疗推荐养阴润燥汤。

养阴润燥汤

（1）原料：百合、玉竹、沙参、山楂各 9g，罗汉果 5g。

（2）制法：诸味加水适量同煎汤。

（3）用法：每日 1 剂，代茶饮。

（4）注意事项：体质虚寒及脾胃虚寒者不宜多食，孕妇慎用。

问题 106：过敏性皮炎常用的西医治疗方法有哪些？

答：过敏性皮炎的西医治疗采用综合策略，一般治疗需停用化妆品护肤品，调整饮食，规避物理化学刺激与紫外线照射；外用药物治疗上，病程长且停药反应剧烈者采用糖皮质激素递减疗法逐步停药，或使用钙调磷酸酶抑制剂、非甾体类制剂进行替代治疗；系统治疗主要使用氯雷他定等抗组胺药物；物理治疗借助低能量、长波长的强脉冲光及红光减轻炎症、修复皮肤。同时，通过向患者告知注意事项、治疗周期和难度，提升患者依从性，以保障治疗效果、预防疾病复发。

⇨ 问题107：过敏性皮炎常用的中医外治方法有哪些?

答：过敏性皮炎常用的中医外治方法有如下几种。

1. 药物外治

（1）冷湿敷：用生地榆、白芷、地骨皮、白鲜皮等中药煎出液冷湿敷，每日2次，每次20分钟，6天为一个疗程。

（2）外搽：皮肤干燥、粗糙脱屑时，可用优质麻油或性缓精油外搽，每日1次。

2. 针灸

（1）毫针刺：取曲池、合谷、血海、太溪、三阴交、肺俞等穴位，每日1次，5次为一个疗程，症状改善后改为隔日1次。

（2）穴位埋线：先定位大椎、肺俞、血海、曲池等穴位并进行常规消毒，然后用埋线针穿入1cm左右的羊肠线，采用注线法注入。需注意24小时禁沾水，酒精、牛、羊肉过敏者禁用。15天1次，3次为一个疗程。此方法对反复发作者效佳。

⇨ 问题108：过敏性皮炎怎么预防再发?

答：预防过敏性皮炎复发需多维度进行。在产品选择上，应通过正规渠道购买护肤品，仔细查看成分表，警惕宣称"神奇效果"的产品，杜绝来路不明的护肤产品，尤其是美容院、微商或代购的产品；在用药方面，必须严格遵循医嘱使用外用药物，防止自行滥用含激素药膏；日常护肤中，使用含透明质酸等成分的产品加强保湿与修复，以增强皮肤屏障功能，同时避免过度清洁和摩擦，选用适合敏感肌的洁面产品，用温水洗脸；生活习惯上，避免面部按摩、热水洗脸、蒸桑拿，做好防晒、防风措施，饮食忌辛辣刺激食物与酒精，多摄入蔬菜水果。此外，还需加强科普宣教，避免为快速缓解症状而误用、滥用激素制品，从而有效降低过敏性皮炎的复发几率。

▷ 问题 109：得了过敏性皮炎要怎么护理？

答：得了过敏性皮炎，护理需要从多个方面着手。在皮肤清洁上，使用温和清洁产品，以接近体温的温水洗脸，急性期减少洗脸次数、不使用洗面奶；保湿护理方面，皮肤干燥时用温和药妆喷雾缓解，选择温和无刺激、最好是医疗器械类的保湿护肤品；防晒与环境方面，避开炎热潮湿环境，避免频繁冷热交替，外出借助防晒伞、防晒帽等物理防晒，或涂抹不刺激的防晒霜。同时，要规避日晒、风吹、冷热刺激及搔抓，防止症状加重。用药需严格遵循医嘱，不自行使用激素类药物。此外，还应采用科学方法，从抗敏、保湿、消炎、修复四个维度对皮肤进行系统性修复，全方位呵护皮肤，促进病情好转。

▷ 问题 110：过敏性皮炎患者在什么情况下需要及时就诊？

答：过敏性皮炎者若皮肤出现变薄、潮红、红血丝、粉刺、丘疹、脓疱、色素沉着、干燥、粗糙、脱屑、萎缩等刺激症状或皮损表现；自觉皮肤有灼热、瘙痒、疼痛、紧绷感等不适症状加剧；皮肤出现红肿、渗液等炎症反应时，都应尽快前往医院接受治疗，以免延误病情，影响恢复。

（叶佩真）

七、单纯疱疹

▷ 问题 111：什么是单纯疱疹？

答：单纯疱疹是一种由单纯疱疹病毒（HSV）引发的急性病毒性皮肤病。根据病毒蛋白性质的不同，单纯疱疹病毒可分为Ⅰ型（HSV-Ⅰ）和Ⅱ型（HSV-Ⅱ），前者主要引发皮肤黏膜及脑部感染，后者初发主要见于青年期后，主要引起生殖器部位感染。HSV病毒可长期潜伏于局部神经节细胞，遇诱发因素如发热、受凉情绪激动、消化不良等，潜伏的病毒就会迁移至皮肤、黏膜组织，导致疾病复发。

⇨ 问题 112：单纯疱疹有哪些临床特点？

答：单纯疱疹好发于成年人，可发生于身体任何部位，但以皮肤黏膜交界处最为常见，如口角、唇缘、鼻孔周围，也可见于生殖器、口腔、眼、耳、臀部、股部等部位。起病初期局部有灼痒绷紧感，随即出现红斑，红斑上迅速形成针头大小簇集水疱群，疱液透明或稍混浊，擦破后可糜烂、渗液、结痂，甚至继发化脓感染，愈后遗留色素沉着。其典型皮疹为局限性簇集分布的小水疱，具有病毒长期潜伏、易反复发作的特点，病程一般为 1～2 周，可自愈。

⇨ 问题 113：为什么会得单纯疱疹？

答：单纯疱疹的病因主要是单纯疱疹病毒感染，多种因素可诱发。从西医角度看，免疫力低下（如过度劳累、饮食不规律、患其他疾病等致人体抵抗力下降）、高危接触（接触单纯疱疹病毒携带者使用过的毛巾、餐具等）、皮肤创伤（病毒经破损皮肤进入人体）等都可能引发感染。中医把单纯疱疹归为热疮范畴，病因主要是外感风热邪毒（外感风温热毒，毒邪阻滞脾胃二经，熏蒸皮肤），或肝胆湿热下注（湿热下注于外阴，或反复发病致热邪伤津液，阴虚内热）。

⇨ 问题 114：单纯疱疹患者日常生活中应注意什么？

答：单纯疱疹患者在日常生活中，需从生活作息、情绪调节和饮食等方面做好管理。首先要保持心情舒畅，避免情绪大起大落，合理安排工作与休息，防止过度劳累，保证充足睡眠，同时避免熬夜，可适当进行户外运动，增强体质。饮食上，应选择清淡、易消化的食物，保证充足水分摄入，远离烟酒、咖啡、浓茶等刺激性饮品，忌口辛辣、鱼腥食物，以及鸡肉、虾、猪头肉、甜腻食品等，以此减少疾病诱发因素，促进身体恢复并降低复发风险。

▷ **问题 115: 肺胃热盛型的单纯疱疹患者有哪些临床表现，**
　　　　 推荐什么中医食疗方调养呢?

答：肺胃热盛型的单纯疱疹患者皮损多发生在颜面部或口唇鼻侧，呈现为群集的小水疱，伴有灼热刺痒感，同时可能出现心烦郁闷、小便色黄、大便干结等全身症状。

中医食疗推荐鲫鱼薏米冬瓜汤。

鲫鱼薏米冬瓜汤

（1）原料：薏苡仁 50g，冬瓜 30g，鲫鱼适量。

（2）制法：将薏苡仁用水浸泡，之后加入冬瓜、鲫鱼，混合后煮汤。

（3）用法：餐中配菜食用。

（4）注意事项：腹胀、便溏者慎用。

▷ **问题 116: 湿热下注型的单纯疱疹患者有哪些临床表现，**
　　　　 推荐什么中医食疗方调养呢?

答：湿热下注型的单纯疱疹患者皮损多发生在外阴部位，表现为疱疹，水疱成簇，容易破溃糜烂，伴有灼热瘙痒感，同时可能出现发热，小便疼痛色红、频数等全身症状。

中医食疗推荐绿豆薏米粥、冬瓜海带汤。

1. 绿豆薏米粥

（1）原料：绿豆 50g，薏米 50g，冰糖适量。

（2）制法：绿豆、薏米 50g 等分混合煮水，加入适当冰糖，煮成粥后食用。

（3）用法：可作早餐粥或晚餐粥食用。

（4）注意事项：阴虚火旺者慎用。

2. 冬瓜海带汤

（1）原料：冬瓜 50g，海带若干。

（2）制法：冬瓜和海带煮汤后食用。

（3）用法：餐中配菜食用。

（4）注意事项：脾虚便溏者慎用

问题 117：阴虚内热型的单纯疱疹患者有哪些临床表现，推荐什么中医食疗方调养呢？

答：阴虚内热型的单纯疱疹患者皮损反复发作，不易愈合，伴随午后微热、口唇干燥等症状。

中医食疗推荐百合红枣莲子粥。

百合红枣莲子粥

（1）原料：大米 50g，百合 30g，莲子 30g，大枣 10g。

（2）制法：大米淘洗干净，百合洗净，掰成小瓣，莲子、大枣洗净，一起放入锅中，加入适量清水，大火煮开后转小火熬煮成粥。

（3）用法：可作早餐粥或晚餐粥食用。

问题 118：针对单纯疱疹，常用的中医外治方法有哪些？

答：针对单纯疱疹，常用的中医外治方法有以下几种。

1. 中药外敷

选用黄连素等具抗病毒、消炎功效的中草药，制成糊状涂抹于患处，按医嘱使用至疱疹结痂，适合轻中度疱疹患者。

2. 中药外洗

常用马齿苋外洗或清热解毒类中药外洗，通过浸泡或湿敷缓解症状。需注意，对药物成分过敏者禁用，孕妇、儿童应在医生指导下使用。

3. 拔罐疗法

在疱疹周围或相关穴位拔罐，促进血液循环。拔罐时间依病情和耐受度而定，操作时注意防烫伤，拔罐后保持患部清洁，避免感染，适合疱疹局部肿痛者。

4. 火针

通过火针刺激疱疹患处，行气活血、祛腐生肌。但精神紧张、过饥过饱、过劳、晕血者，以及糖尿病、严重高血压、冠心病、精神障碍、大失血、凝血机制障碍患者和孕产妇禁止使用，治疗后需做好针孔护理。

问题 119：针对单纯疱疹，西医如何调治？

答：针对单纯疱疹，西医从多方面入手调治。在生活上，患者需保证充足休息并补充易消化、营养丰富的高能量食物以增强抵抗力；药物治疗方面，在医生指导下使用抗病毒药物抑制病毒复制，缓解发热、疼痛等症状，缩短病程；局部治疗针对口腔黏膜等患处，通过局部用药直接作用于病灶，减轻疼痛、瘙痒，促进愈合；物理治疗则常用冷敷，利用低温收缩血管，减轻炎症，缓解疼痛、肿胀等不适。

问题 120：单纯疱疹治疗过程中有哪些伴随症状，该如何处理？

答：单纯疱疹治疗过程中常伴有发热、疼痛、厌食等症状。发热体温低于 38.5℃时可用温水擦浴等方法物理降温，超过 38.5℃则需遵医嘱用药；疼痛可冷敷或用止痛药物；厌食宜调整饮食，选清淡易消化食物，少食多餐，必要时补充营养素。

问题 121：单纯疱疹日常皮肤护理应注意哪些？

答：针对单纯疱疹日常皮肤护理，需保持患处湿润，可选用甘油、尿素等无刺激性保湿剂；清洁时使用温和肥皂与清水轻柔擦洗，避免过度摩擦；同时穿着棉质、透气性好的宽松衣物，减少对皮肤的刺激与摩擦，为疱疹愈合创造良好环境。

问题 122：单纯疱疹患者什么情况下应及时到医院就诊？

答：单纯疱疹患者出现以下情况时，应及时到医院就诊：一是病情严重，如出现高热不退、疱疹部位剧烈疼痛、大量密集水疱等症状；二是病程持续较久，疱疹反复发作且长时间无法自愈；三是出现严重并发症，如疱疹破溃后继发细菌感染，引发局部红肿、化脓等症状。

（刘慧民）

八、黄褐斑

⇨ 问题 123：什么是黄褐斑？

答：黄褐斑是一种慢性、获得性面部色素沉着性皮肤病。典型表现为双侧对称分布于面颊、前额、下颌的淡褐色至深褐色斑片，边界模糊，颜色不均。该病男女均可发病，但以青中年女性最为多见，这与激素水平波动、妊娠、紫外线照射、遗传等因素密切相关。中医称黄褐斑为"黧黑斑"，也因对称分布的特征被称为"蝴蝶斑"；因孕期高发，又称"妊娠斑"；"肝斑"则反映了中医学认为其与肝脏气血失调的关联。

⇨ 问题 124：黄褐斑的临床特点有哪些？

答：黄褐斑好发于中青年已婚女性（亚洲育龄期女性的发病率高达30%），未婚女性和男性也有发病，且易复发难治愈；主要出现在颜面部，以颧骨、前额、眼周最为明显；面部表现为淡褐色、黄褐色或深褐色的对称斑片，大小不一，表面光滑，无炎症及鳞屑，可散发或融合；色素斑会因季节、日晒、情绪及内分泌等因素出现轻微变化，虽部分患者在情绪好转或妊娠后可缓慢消退，但大多经久不退，且无自觉症状。

⇨ 问题 125：黄褐斑是怎样引起的？

答：黄褐斑的发病主要由遗传易感性、日光照射、性激素水平变化三大因素驱动。约40%的患者存在家族史，这类人群往往对治疗反应不佳，病情易反复。日光中的 UVA、UVB 及蓝光，能直接刺激黑素细胞大量合成色素；对于育龄期女性而言，妊娠、口服避孕药、激素替代治疗等引起的性激素波动，常成为黄褐斑诱发或加重的关键因素。

除此之外，多种疾病引发的黑素异常合成、皮损部位血管增生、炎症反应以及皮肤屏障功能受损，也在黄褐斑的形成中发挥作用。长期的精神压力、情绪波动，以及部分劣质或不适合的化妆品使用，同样可能导致黄褐斑出现或病情恶化。

问题 126：黄褐斑有哪些分型方法？

答：黄褐斑的分型方法主要有三种，按血管参与情况可分为仅表现为皮肤色素沉着的单纯色素型，以及同时存在色素异常与血管增生扩张的色素合并血管型；按色素分布位置，有色素主要沉积在表皮层的表皮型，和兼具表皮色素增多与真皮浅层噬黑素细胞的混合型；按皮损发生部位，可分为多见于额头、鼻梁、两颊的面中部型，集中在脸颊区域的颊型，以及主要分布于下颌部位的下颌型。其中，按部位分型对中医辨证施治具有一定指导意义。

问题 127：肝郁气滞型的黄褐斑患者有哪些临床表现，推荐什么中医食疗方调养呢？

答：肝郁气滞型黄褐斑患者面部多呈现青褐色蝶形斑块，以两颊为主，色泽暗沉，边界清晰，常伴有烦躁易怒或抑郁寡欢的情绪波动，亦可见月经周期紊乱、经量异常，伴有经行腹痛、乳房胀痛。舌质红，舌苔薄白或薄黄，脉弦细。中医食疗推荐香附甲鱼汤、猪肘香朴汤、疏肝理气茶。

1. 香附甲鱼汤

（1）原料：香附 30g，山楂 50g，鸡血藤 30g，大枣 10 枚，甲鱼 1 只。

（2）制法：将甲鱼洗净去内脏，同中药一起用文火煲 2 小时。

（3）用法：取汤饮服。

（4）适用人群：本方适用于面部黄褐斑伴有心烦、易怒、月经不调或经行腹痛、乳房胀痛等症属肝郁气滞血瘀者。

（5）注意事项：对甲鱼过敏者禁用。

2. 猪肘香朴汤

（1）原料：猪肘 500g，香附 10g，厚朴 15g，枳壳 10g，川芎 5g。

（2）制法：先将诸药放入砂锅中加清水适量，煎煮约 20 分钟，去渣留液，把洗净、切细的猪肘放入，再加入适量清水，煎煮烂熟，加入盐、酱油、味精、香葱即可。

（3）用法：吃肉喝汤，每周2次。

3. 疏肝理气茶

（1）原料：生麦芽15g，玫瑰花10g，陈皮10g，甘草3g。

（2）制法：洗净后加入开水焖泡15分钟。

（3）用法：代茶饮。

（4）适用人群：本方适用于情绪低落、易生闷气的女性。

（5）注意事项：孕妇、哺乳期禁服；经量过多的女性经期不宜。

⇨ **问题128：气滞血瘀型的黄褐斑患者有哪些临床表现，推荐什么中医食疗方调养呢？**

答：气滞血瘀型黄褐斑患者的面部皮肤多呈黄褐色，斑块分布较为广泛，边界清晰，色泽暗沉。患者常表现出急躁易怒的情绪，且伴有胸胁胀痛，多有月经周期紊乱的情况，经行时经血中夹有血块。舌质暗，或有瘀斑、瘀点，舌苔薄白，脉沉细。

中医食疗推荐荷花月季茶和养血美容汤。

1. 荷花月季茶

（1）原料：干荷花、绿茶各5g，月季花3g。

（2）制法：用沸水200mL浸泡15分钟。

（3）用法：代茶饮，经常服。

（4）适用人群：适用于血瘀型面部色素斑者。

（5）注意事项：孕妇禁服；经量过多的女性经期不宜；脾胃虚弱易便溏者慎服。

2. 养血美容汤

（1）原料：酒白芍10g，当归10g，红花10g，北沙参15g，香附10g，茯苓6g，党参10g，白术10g，广木香6g，生地黄10g。

（2）制法：将诸药放入砂锅，加水500mL，先用旺火煮沸；再用文火煎

15 分钟，滤出药液后，再加水适量，煎煮如前法。

（3）用法：将两次药液混合后备用。每次空腹服 30～50mL，1 日 3 次，连服 7 天为 1 个疗程，食用 3 个疗程。

（4）适用人群：面部褐斑者。

（5）注意事项：孕妇禁服；经量过多的女性经期禁服。

⇨ 问题 129：脾虚湿阻型的黄褐斑患者有哪些临床表现，推荐什么中医食疗方调养呢？

答：脾虚湿阻型黄褐斑患者的面部皮肤多出现淡褐色或灰褐色斑块，皮损常分布于口周。患者面色萎黄，常感神疲乏力，精神倦怠，日常少气懒言，大便溏薄，脘腹胀满。舌质淡，舌苔薄白且微微发腻，脉濡细缓。

中医食疗推荐七白美颜糕和淮山鲫鱼粥。

1. 七白美颜糕

（1）原料：白扁豆、莲子、茯苓、山药各 50g，菊花 15g，白糖 100g，面粉 200g，酵母适量。

（2）制法：将白扁豆、莲子、茯苓、山药、菊花研成细粉，与面粉调匀加水和面，加适量鲜酵母令其发酵，发好后揉入白糖，揉成小团上笼用武火蒸 30 分钟。

（3）用法：出笼后切成块状食用。

2. 山药鲫鱼粥

（1）原料：党参 20g，山药 30g，白扁豆 20g，薏苡仁 30g，鲫鱼一条，大米适量。

（2）制法：鲫鱼去内脏，洗净后用两层纱布包裹扎紧，同中药、大米一起煮粥，加食盐少许。

（3）用法：服食。

（4）适用人群：适用于治疗面部黄褐斑伴四肢困倦、食少便溏、白带多而清稀等症属脾虚夹湿者。

⇨ **问题 130：肝肾阴虚型的黄褐斑患者有哪些临床表现，推荐什么中医食疗方调养呢？**

答：肝肾阴虚型黄褐斑患者面部皮损多呈黑褐色斑块，颜色深沉，伴随腰膝酸软，常感头晕目眩，耳鸣眼涩，月经不调，自觉五心烦热，舌质淡红少苔，脉沉细。中医食疗推荐菟丝祛斑糊、地黄老鸭煲、菟丝子淡菜汤、核桃芝麻豆奶饮。

1. 菟丝祛斑糊

（1）原料：菟丝子、生地黄、熟地黄各 15g，女贞子、制何首乌各 12g，旱莲草、白芍、当归各 10g，枸杞子、阿胶各 9g，荞麦面 200g。

（2）制法：菟丝子、生熟地黄、女贞子、制何首乌、旱莲草、白芍、当归各味加水 1500mL，同锅武火煎开，文火煎 20 分钟，过滤，去渣取汁，复入锅中，加枸杞子、阿胶略熬至阿胶化开，加入荞麦面，待熟后加入蜂蜜（或冰糖）适量，调成糊状。

（3）用法：食糊及枸杞子。

（4）注意事项：10 天为一个疗程。不宜长期服用，肝功能异常者慎用。

2. 地黄老鸭煲

（1）原料：地黄 50g，山药 30g，枸杞子 20g，老鸭 1 只，洋葱、生姜、黄酒、味精各适量。

（2）制法：老鸭除去内脏洗净，切小块，开水焯一下，去除血水；生地黄、山药、枸杞子洗干净，放入锅内，加水及鸭肉块，并加洋葱、生姜、黄酒与盐，鸭肉块煮至熟，加调味品即成。

（3）用法：食肉喝汤。

3. 菟丝子淡菜汤

（1）组成：菟丝子 30g，桑椹子 20g，熟地黄 30g，淡菜 100g。

（2）制法：淡菜洗净，同中药一起煲煮 1 小时。

（3）用法：取汤饮服。

（4）适用人群：适用于伴有腰酸腰痛、耳鸣膝软的黄褐斑患者。

（5）注意事项：海鲜过敏者慎用。

4. 核桃芝麻豆奶饮。

（1）组成：核桃仁、黑芝麻各 30g，豆浆、牛奶各 200mL，蜂蜜适量。

（2）制法：将核桃、黑芝麻研成细末，与豆浆、牛奶共置锅内，煮沸后离火，候温，调入蜂蜜。

（3）用法：服用，每日 1 剂。

⇨ 问题 131：黄褐斑常用的中医外治法有哪些？

答：中医外治法通过多种手段直接作用于面部或特定穴位，帮助改善黄褐斑，以下是几种常见的方法。

（1）中药面膜疗法：临床常用中药磨粉制成膏霜剂、面膜，或配成倒膜粉，或以内服方之药渣先熏后湿敷等。外用的中药以白及、白附子、白僵蚕、珍珠、当归、川芎、益母草、白蔹、天花粉、白茯苓、薏苡仁、荆芥、冬瓜仁、杏仁、积雪草等多见。一般坚持使用 2～6 个月。如珍珠五白散面膜，按照珍珠粉∶香附∶丹参∶当归∶川芎∶白蒺藜∶白茯苓∶白附子∶郁金∶白僵蚕为 3∶2∶2∶2∶2∶2∶2∶2∶2∶2 的比例打细粉，加蜂蜜调为糊状，均匀涂抹至皮损处，停留半小时后用温水洗净。

（2）针灸疗法：主穴选取肝俞、肾俞、风池、阿是穴。辅穴选取迎香、太阳、曲池、血海。肝郁气滞加太冲、支沟；脾虚加足三里；肾虚加关元、气海、命门。以上穴位除脾虚肾虚配穴用补法，其余均用泻法，每日 1 次，留针 20 分钟，10 次为一个疗程。症状好转后，改为隔日 1 次。

（3）刺络拔罐：在大椎穴、两肺俞穴组成的等腰三角形区域操作。先用梅花针在区域内 1～2 个点轻轻叩刺，让每个点出现约 15 个小出血点，再用玻璃罐在叩刺点上拔罐，每个罐出血量控制在 1mL 以内。每 2 天做 1 次，10 次为一个疗程。

（4）耳针疗法：主穴选取与面部对应的部位、皮质下、肾上腺、丘脑、内分泌、肾、肝、脾、肺。月经不调加内生殖器、卵巢；男性加前列腺。相应部位点刺放血，其他主穴和配穴各选 2～3 个，以王不留行籽贴压。每次贴一耳，两耳轮换，3 天换 1 次，10 次为一个疗程，通常需要做 2～3 个疗程。

（5）水针疗法：水针是把药物注射到穴位里。常选肝俞、肾俞等主穴，每次选 2 个双侧穴位，注射丹参注射液，每天或隔天 1 次，10 次为一个疗程。

（6）穴位埋线疗法：将可降解的医用材料埋进穴位，持续刺激身体。常选三阴交、肝俞等穴位，以及面部的局部穴位。

（7）面部按摩：在面部美容经穴按摩常规手法的基础上，重点点揉阳白、颧颊，顺时针、逆时针各揉 50 周，褐斑局部周围的穴位多按几次。同时，双耳加揉肝、肾、内分泌、皮质下、交感等穴位。

▷ 问题 132：黄褐斑与其他色素斑如何鉴别？

答：在日常生活中，很多人会发现自己脸上长了斑，但却分不清是黄褐斑还是其他色素斑。今天，就来给大家讲讲黄褐斑与常见色素斑的区别。

（1）炎症后色素沉着：这种斑是在急性或慢性皮肤炎症后出现的，颜色有淡褐色、紫褐色或深褐色。它就长在之前皮肤发炎的地方，边界很清晰。根据既往有炎症性皮肤病史及随后出现的色素沉着可鉴别。如果长了这种斑也别担心，正常皮肤会慢慢恢复，也可以试试中药内服、外治，或者用美白类护肤品。要是想快点改善，也能选择化学换肤术、强脉冲光这些医美手段。平时一定要注意防晒和保湿，这对淡斑很有帮助。

（2）太田痣：常于出生时或出生不久发生，临床多表现为单侧分布于颧部、颞部的深青色融合性斑片，可累及眼结膜。它属于胎记的一种，如果想去掉它，可以在早期选择 Q 开关激光、皮秒激光治疗，一般需要做 6 次以上。

（3）脂溢性角化病：好发于 40 岁以上人群，初期常表现为一个或多个浅褐色的扁平丘疹或斑块，呈圆形、椭圆形或不规则形，表面光滑或略呈乳头瘤状。随病情发展，它会缓慢增大、变厚，颜色加深，边界清楚。多无自觉症状，病程缓慢，通常难以自行消退，极少发生癌变。要是觉得影响美观，可以根据斑的深浅，选择二氧化碳激光或者电灼治疗。

（4）咖啡斑：是一种常见的遗传性色斑，在出生时或婴儿期出现，可被视为胎记的一种，可发于任何部位，表现为棕色的大小不一的斑片，可单发或多发，通常使用 Q 开关激光、皮秒激光等色素性激光治疗，复发率较高，且容易产生色素沉着、色素减退。

⇨ 问题 133：黄褐斑患者在日常生活中应注意什么？

答：在日常生活中，黄褐斑患者应该注意以下几个方面。

（1）避免诱发因素，调整生活方式：避免日照，减少烹饪热/职业热接触，避免使用汞、铅含量超标等劣质化妆品；避免服用引起性激素水平变化的药物及光敏药物；保证充足睡眠，劳逸结合；保持良好的心态。

（2）修复皮肤屏障：黄褐斑患者存在皮肤屏障受损。透明质酸能帮皮肤锁住水分、修护屏障；神经酰胺、胆固醇这些成分对皮肤屏障也很重要。青刺果油和皮肤角质层里的脂质成分差不多，能促进皮肤分泌这些有益成分。用有科学依据的功能性护肤品，对防治黄褐斑有帮助。

（3）做好防晒：防晒对黄褐斑治疗很关键，整个治疗过程都不能松懈。选防晒霜，要选防晒指数（SPF）至少 30，UVA 防护等级（PA）有三个"+"的，这种能同时防 UVA、UVB 和蓝光的广谱防晒霜，对控制黄褐斑更有效。每隔 2 小时就得涂一次，每次每平方厘米涂 2mg。除了涂防晒霜，再戴上防晒口罩、帽子，打遮阳伞，能更好地防治黄褐斑，降低复发概率。要是皮肤爱出油、长粉刺，或者比较敏感，就优先选物理防晒的方式，免得加重皮肤问题。

（4）选对美白类护肤品：有些美白护肤品对黄褐斑有治疗作用，比如含有甘草提取物、左旋维 C、白藜芦醇这些成分的。不过，最好在医生指导下挑选经过临床验证，功效和安全性都有保障的美白护肤品。

（5）治疗相关疾病：积极治疗可能诱发或加重黄褐斑的相关慢性疾病。

⇨ 问题 134：黄褐斑患者什么情况下应及时就诊？

答：黄褐斑患者若体检发现肝功能、激素水平异常，或平时有妇科、乳腺、甲状腺相关症状，应及时前往专科就诊并积极治疗；若黄褐斑伴有雀斑、褐青色痣、脂溢性角化等合并症，可先到医院进行评估，再根据医生建议择期接受激光治疗。

（赵　晖）

九、雀斑

➭ 问题 135：什么是雀斑？

答：雀斑是发生在面部为主的皮肤浅褐色或深褐色点状色素沉着斑，是一种常染色体显性遗传病，因其状如雀卵壳上之斑点而得名。本病始发于学龄前儿童，少数自青春期发病。女性多于男性，多伴有家族史。皮肤色素斑点仅限于暴露部位，且其大小、数量和色素沉着的程度随日晒而加重。此病与西医病名相同，其病损特点为：针尖至芝麻大小的褐色斑点，数目不定，互不融合，无自觉症状。

➭ 问题 136：雀斑的特点有哪些？

答：雀斑通常在 6、7 岁开始出现，会随着年龄增长越来越多，到青春期时达到最多，而且晒太阳会让它更明显；它一般长在暴露的部位，像脸、脖子、上胸背部、双上肢伸侧以及手背部，其中脸上最为常见；雀斑表现为针尖到米粒大小的褐色斑点，数量有多有少，对称分布且不会相互融合；另外，长了雀斑一般不会有什么不舒服的感觉。

➭ 问题 137：雀斑是怎样引起的？

答：雀斑是一种常染色体显性遗传性的色素沉着病。简单来说，它和遗传有很大关系，如果家族里有人有雀斑，其他人就可能也会长。而且，雀斑受阳光影响很大，晒太阳越多，斑点可能就越大、越多，颜色也会越深。除了阳光，X 线、紫外线的照射也会促使雀斑出现，还会让它变得更严重。

问题 138：肾水不足型雀斑患者有哪些临床表现，推荐什么中医食疗方调养呢？

答：肾水不足型雀斑患者通常面色看起来干枯、没有光泽，鼻子和额头部位会对称分布着淡褐色的皮疹，而且往往自幼就发病，还有家族病史。舌淡，苔白，脉数。

中医食疗推荐桑椹海参汤和猪蹄鸽蛋当归汤。

1. 桑椹海参汤

（1）原料：海参 100g，桑椹 20g。

（2）制法：将泡发好的海参、桑椹，加入鲜汤、调料，稍煮即可。

（3）用法：食用。

（4）适用人群：适用于肾虚人群。

2. 猪蹄鸽蛋当归汤

（1）原料：鸽蛋 10 个，当归 10g，猪蹄 1 只。

（2）制法：先将猪蹄洗净，放入锅中煮烫，刮去粗皮，砍成小块，放入油锅中，油锅中放入油和调料，下猪蹄翻炒片刻，放入砂锅中，加入煮熟的鸽蛋和当归（纱布包），加入清水适量煎煮烂熟。

（3）用法：吃肉、蛋，喝汤。

问题 139：火热郁结型雀斑患者有哪些临床表现，推荐什么中医食疗方调养呢？

答：火热郁结型的雀斑患者脸上、前臂、手背上会出现黄褐色或淡褐色的小斑点，大小跟针头、粟粒差不多。这些斑点在晒太阳或者夏天的时候会更明显。患者通常舌淡，苔白薄，脉滑。

中医食疗推荐银耳绿豆粥和清暑美容饮。

1. 银耳绿豆粥

（1）原料：粳米 200g，绿豆 100g，银耳 30g，白糖适量。

（2）制法：将银耳用凉水泡 2 小时，去除硬蒂，掰成小朵；绿豆、粳米淘洗干净。将上三味放入锅中，加适量清水，煮沸后改文火煮至豆、米开花，粥黏稠，再加白糖调味。

（3）用法：食用。

（4）适用人群：适用于心肝火旺、烦躁易怒之人，可时常食用。

2. 清暑美容饮

（1）原料：珍珠母250g，西瓜皮1000g，银耳30g，冰糖或白糖适量。

（2）制法：将银耳煮烂，取1000mL备用，珍珠母加水1000mL，煎煮一个小时，再加入西瓜皮条，煮半个小时，过滤出汁液。再和银耳汁混合，煮沸后加糖。

（3）用法：冷却后即可饮用。

⇨ 问题140：针对雀斑患者，常用的中医外治方法有哪些？

答：针对雀斑患者，常用的中医外治方法有以下几种。

（1）中药面膜疗法：将中药磨成粉，制作成膏霜剂、面膜，或者配成倒膜粉来使用，也可以用内服中药的药渣先熏蒸面部，再进行湿敷。如将白茯苓研成细末，用白蜜调膏外搽，每日一次；还有一种配方，用绿豆250g，滑石粉100g，天花粉60g，白芷、白芨、白蔹、白茯苓各50g，葛根40g，川芎30g，石菖蒲20g，白附子、白僵蚕各15g，冰片1g，把这些药物一起研成细末备用，每晚用鸡蛋清调和后涂于面部，待次晨以温水洗去。

（2）针灸：取三阴交、曲池、足三里、肝俞、肾俞、血海、命门穴位，用平补平泻的针法，还可加电针刺激，留针15~20分钟，每日1次，10次为一个疗程。

（3）耳针：取双侧耳穴，包括神门、面颊、肾、内分泌，把针刺入后，用胶布固定，每周1次，5次为一个疗程。待症状有所好转后，改为隔周1次。

（4）火针：直接作用于雀斑局部。治疗前先在雀斑处进行表面麻醉，10分钟后，根据雀斑的色素深浅和斑点大小，选择不同型号（粗、中、细）的平头火针。将火针在酒精灯上烧到针头发红，然后快速、准确地点刺雀斑点，点刺后斑点会变白结痂，大约 2 周左右痂皮脱落，雀斑也就消失了，而且一般不会留下瘢痕。1 个月左右再复诊，如果有少量遗漏的斑点，可以再次补刺，基本就能痊愈。不过这种治疗方法对医生的操作精度要求很高，大家选择时要谨慎。

⇨ 问题 141：雀斑可以根治吗？年龄小的雀斑患儿推荐治疗吗？

答：雀斑由遗传和日晒共同导致，虽可通过激光、光子、果酸或中医中药等方式淡化、去除，但无法改变基因，治疗后仍可能复发。日常需做好防晒，预防新斑生成。对于年龄小的雀斑患儿，由于青春期前雀斑尚处于不稳定的新发阶段，且儿童防晒意识较弱，雀斑易复发、新发，建议青春期结束后再治疗。若对美观要求较高，且患儿能配合，可选择皮秒激光或 Q 开关激光等对皮肤损伤小的方式，治疗已有雀斑。

⇨ 问题 142：雀斑治疗推荐什么医美方法？
　　　治疗后如何进行居家护理？

答：雀斑治疗推荐光电治疗与化学换肤术两类医美方法。光电治疗中，Q 开关激光能精准破坏黑素且保护细胞；皮秒激光脉宽短、损伤小；强脉冲光可兼顾色素与毛细血管问题。化学换肤术可淡化色素，但敏感肌不适用，通常不作为首选，更适合处理光电治疗后的色素沉着。同时，药物腐蚀等陈旧疗法易损皮肤，应避免使用，若雀斑伴黄褐斑，需先改善黄褐斑再激光治疗。

治疗后的居家护理至关重要。光电治疗后，创面要保持干燥，用生理盐水清洁，借助医用面膜等促修复，痂皮自然脱落，后续做好防晒保湿，出现异常情况应及时就医。化学换肤术后，需持续一周加强保湿，使用单纯无刺激护肤品，严格防晒且不化妆，以此促进皮肤恢复。

⇨ 问题 143：雀斑应与哪些斑鉴别？

答：雀斑主要与雀斑样痣、日光性黑子、褐青色痣相鉴别。雀斑样痣一般 1～2 岁发病，分布无规律、无特定好发部位，与季节无关，颜色深，组织病理可见表皮黑色素细胞和痣细胞，激光治疗效果因人而异；日光性黑子由紫外线暴露和皮肤老化引发，多见于中年以上人群，表现为浅褐色斑点、斑片，激光治疗有效，但比雀斑更易出现色素沉着。褐青色痣好发于 20～30 岁青年女性，对称分布于颧部等部位，呈灰青色斑点。治疗首选 Q 开关激光、皮秒激光，但易出现炎症后色素沉着，恢复期长，初期也可尝试中药内服外治、面部针灸来淡化。

▷ 问题 144：雀斑患者在日常生活中应注意什么？

答：雀斑患者日常护理需注意：严格防晒，建议长期使用 SPF≥30、PA+++的广谱防晒剂，每 2 小时补涂 1 次（用量 2mg/cm²），皮肤敏感或油脂分泌旺盛者可优先选择物理防晒；饮食上多摄入富含维生素 C 和维生素 E 的蔬果、肝脏类食物；保持心情愉悦，确保充足休息与睡眠；避免滥用外用药物，雀斑治疗药物多为酸性脱色剂，易刺激皮肤，需在医生指导下规范使用。

（赵　晖）

第二章

洞察皮肤问题的真相

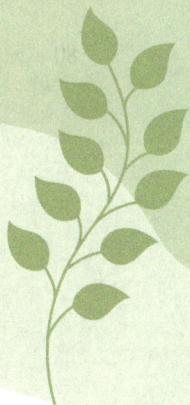

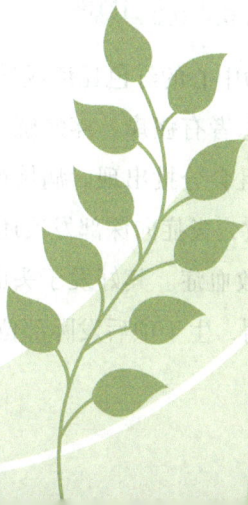

第一节　丘疹结节类

一、毛囊炎

⇨ 问题 145：什么是毛囊炎？

答：毛囊炎是由葡萄球菌等细菌感染毛囊及其周围组织引发的皮肤病。在中医文献中，依据发病部位的不同，有"须疮""坐板疮""发际疮"等不同称谓。

⇨ 问题 146：引起毛囊炎的致病因素有哪些？

答：毛囊炎的致病因素多样。致病病原菌以金黄色葡萄球菌为主，当皮质激素破坏皮肤生态环境时，表皮葡萄球菌、大肠埃希菌和链球菌等也可能引发感染。特异性皮炎、湿疹、痤疮、糖尿病等原发病若未及时治疗，容易诱发毛囊炎。在日常生活中，毛发牵拉摩擦、手部抓挠不卫生、皮肤受液体浸渍刺激未及时清洁、局部密封包扎等行为也会引发本病。此外，皮脂分泌异常、毛囊角化不良、维生素缺乏、肠胃功能紊乱、生活质量下降、细菌感染以及体质变弱等，同样是毛囊炎的发病诱因。

⇨ 问题 147：得了毛囊炎，主要表现有哪些？

答：毛囊炎主要表现为以毛囊为中心的红色丘疹或丘脓疱疹，脓疱破裂、结痂、脱落后通常不留瘢痕，部分患者有瘙痒、疼痛感，也有患者无明显主观感受。皮疹数量不定、互不融合且会分批出现。病情严重时，可能造成永久性皮肤损伤，出现局部瘢痕或脱发，炎症向深部发展还会引发淋巴结肿大、发热、头痛，甚至导致脓毒血症或败血症。其好发于头面部、颈部、臀部及外阴。中医学对于毛囊炎有不同称谓，生于项后发际部位者称"发际疮"，下颔部的叫"羊须疮""须疮""燕窝疮"，眉间的称"眉恋疮"，臀部的则为"坐板疮"。

⇨ 问题148：得了毛囊炎，多久可以好？

答：毛囊炎存在自愈可能，症状轻微、发病数量少的毛囊炎，多由金黄色葡萄球菌感染引起，依靠人体自身免疫系统，配合规律清洁皮肤，一般一周左右炎症可消退，毛囊恢复正常。但并非所有毛囊炎都能自愈，多数情况下，需要通过药物治疗甚至手术干预才能康复。

⇨ 问题149：得了毛囊炎，西医有哪些治疗手段？

答：西医治疗毛囊炎以局部外用药为主，遵循消炎、杀菌、止痒原则。早期未化脓阶段，可选用20%鱼石脂软膏、3%碘酊，或莫匹罗星软膏涂抹。对于病情较重者，需口服抗生素进行系统治疗，常用药物包括耐酶青霉素类、头孢类、大环内酯类或喹诺酮类，也可根据药敏试验精准用药。当毛囊炎出现以下情况，需系统使用抗生素：病灶位于鼻周、鼻腔或外耳道；皮损面积大或反复发病；皮损周围并发蜂窝织炎；局部治疗效果不佳。若毛囊炎发展为脓肿，则需通过手术切开引流。需强调的是，所有治疗均应在医生专业指导下进行，切勿自行用药。

⇨ 问题150：毛囊炎应与哪些疾病相鉴别？

答：毛囊炎需与以下疾病鉴别。

（1）疖：疖是毛囊深部及周围组织的急性化脓性炎症，好发于头面、颈、臀，初起为炎性丘疹，后形成硬结节，红肿热痛明显，数天后中央变软有波动感，顶部现黄白色脓栓，多单发，可伴淋巴结肿大与全身不适。

（2）糠秕孢子菌性毛囊炎：糠秕孢子菌性毛囊炎典型表现为圆形毛囊性丘疹，伴散在小脓疱，多不对称分布于面、颈、胸、背及上肢。

（3）脓疱病：脓疱病由金黄色葡萄球菌和（或）乙型溶血性链球菌引发，好发于夏秋两季，传染性强，在面、耳、口周等部位出现丘疹、水疱、脓疱，破溃后糜烂结痂，痂呈蜜黄色。

（4）皮脂腺囊肿：皮脂腺囊肿因皮脂腺导管堵塞形成，常见于头面、背臀等皮脂腺丰富处，与皮肤粘连，圆形，硬度中等，中心有黑色凹陷，挤压可溢出带臭味的白色粉膏状物，感染时红肿疼痛流脓。

（5）瘢痕疙瘩：痕疙瘩是皮肤结缔组织过度增生的良性肿瘤，多见于瘢痕体质者，好发前胸等部位，初起为红色硬丘疹，后增大成不规则瘢痕，高于皮面且向外伸展。

（6）结节性红斑：结节性红斑是皮下脂肪小叶间隔炎症，中青年女性多见，发疹前可有上呼吸道感染症状，小腿伸侧出现对称分布的红色结节、斑块，局部皮温高，有疼痛、压痛，数天后结节变平呈青色。

➭ 问题151：诱发毛囊炎的因素有哪些？

答：毛囊炎的诱发因素多样。全身性疾病如糖尿病，或器官移植术后导致机体免疫力下降；其他皮肤病如皮炎、湿疹破坏皮肤屏障；长期或大量使用糖皮质激素；女性频繁刮毛、男性频繁剃须造成毛囊损伤；长期处于高温密闭环境工作；女性使用劣质化妆品或长期不卸妆，均可能诱发毛囊炎。

➭ 问题152：毛囊炎的好发人群有哪些？

答：毛囊炎好发于以下人群：高温作业的工人、容易多汗者；卫生习惯不佳、不注重皮肤清洁者；患有糖尿病等全身性疾病，以及免疫力低下、人类免疫缺陷病毒（HIV）感染者；长期使用糖皮质激素类药物者；因工作或生活习惯导致久坐的人群。

➭ 问题153：中医学对毛囊炎的病因病机有何认识？

答：中医学认为，毛囊炎系湿热内蕴，外受热毒，郁于肌肤所致；或因素体虚弱，腠理不固，外受热邪所致。如肺胃二经湿热发为须疮，下焦湿热发为坐板疮，郁久生脓为蝼蛄疖，湿热毒邪郁于经络，气血凝滞，结于项部则为肉龟等。

问题 154：湿热型毛囊炎患者有哪些临床表现，推荐什么中医食疗方调养呢？

答：湿热型毛囊炎患者的临床主要表现是体表有散在的淡红色丘疹及小脓疱，伴有明显的刺痒和疼痛，舌质微红，苔薄白，脉弦。

中医食疗推荐苦瓜猪瘦肉汤、绿豆荷叶汤。

1. 苦瓜猪瘦肉汤

（1）原料：鲜苦瓜 200g，猪瘦肉 100g，精盐适量。

（2）制法：将苦瓜洗净去核切成块，猪瘦肉洗净切成片，一同放入锅内，加清水适量煮汤，肉熟后加精盐适量调味即成。

（3）用法：饮汤，吃肉和苦瓜。

（4）适用人群：适用于各种疖病，尤其适合患者在夏季食用。

2. 绿豆荷叶汤

（1）原料：绿豆 50g，鲜荷叶 1 张，冰糖适量。

（2）制法：将鲜荷叶洗净切碎，加水适量，煎煮 15 分钟，去渣取汁，加入洗净的绿豆，一同炖烂，加入冰糖调味。

（3）用法：饮汤，吃绿豆。

问题 155：气阴两虚型毛囊炎患者有哪些临床表现，推荐什么中医食疗方调养呢？

答：气阴两虚型毛囊炎患者素体虚弱，面色呈现萎黄之色，食欲不佳，进食量少，常感口干舌燥。在躯干、四肢部位会散在分布着炎性丘疹或脓疱，但痒痛的感觉并不明显。舌质淡、苔薄白，脉沉细或沉缓。

中医食疗推荐二豆百合猪瘦肉汤、百合梨汁。

1. 二豆百合猪瘦肉汤

（1）原料：猪瘦肉 500g，绿豆 30g，赤豆 30g，百合 30g，精盐、麻油各适量。

（2）制法：将猪瘦肉洗净切成块。绿豆、赤豆、百合洗净，用清水浸泡

30分钟，再与猪肉块一同放入汤锅内，加清水适量，先用大火煮沸，后改用小火炖至豆熟，加入精盐调味即成。

（3）用法：当菜佐餐。

（4）适用人群：适用于各种毛囊炎，对阴虚湿热型患者适宜。

2. 百合梨汁

（1）原料：百合30g，梨1个，冰糖适量。

（2）制法：将百合洗净，梨洗净去核切块，一同放入榨汁机中榨汁，加入冰糖调味即可。

（3）用法：代茶饮。

（4）功效：有助于缓解毛囊炎患者因肺热引起的咳嗽、口干等症状。

问题156：毛囊炎常用的外治法有哪些？

答：西医治疗毛囊炎，常用的外治法包括外用药物与物理疗法。外用药物是在患处局部涂抹抗生素药膏，这种方法既可杀菌，又可缓解症状。物理疗法可采用局部热敷、激光、射频等手段。

中医外治毛囊炎方法多样，中药熏洗、外敷可改善局部循环，促进炎症消退，如浅表性毛囊炎可用马齿苋水煎外洗，结节性毛囊炎适合金黄膏外敷。此外，穿凿性头部毛囊炎周围炎需切开排脓，火针、放血等疗法也有一定疗效。

问题157：日常生活中，我们应该怎样预防毛囊炎？

答：日常生活中，我们需要从多个方面入手预防毛囊炎的出现。个人卫生方面，勤洗澡能防止污垢堵塞毛孔，降低病原微生物入侵概率；衣物选择上，穿宽松透气的款式，避免毛囊因摩擦、潮湿而被微生物侵入。同时，要避免频繁用刮刀脱毛，减少使用油性护肤品，防止损伤毛囊和堵塞毛孔，引发细菌繁殖。

此外，患有糖尿病、高血压、高血脂等疾病的人群，需积极治疗原发疾病，避免因抵抗力下降而诱发毛囊炎。另外，在医生指导下正确用药，使用干净的浴缸，保持个人生活用品清洁，也都是预防毛囊炎的重要措施。

（纪火炬）

二、丘疹性荨麻疹

⇨ 问题 158：什么是丘疹性荨麻疹？

答：丘疹性荨麻疹是一种以皮肤出现丘疹、顶端常有小水疱、瘙痒如疥为特征的皮肤病，多发于夏秋闷热之季，中医称其为"水疥""细皮风疹"。临床上，丘疹性荨麻疹并不罕见，常有家庭聚集现象，同一家庭中多人可同时患病，尤其好发于儿童及青少年群体。

⇨ 问题 159：丘疹性荨麻疹的发病与什么有关？

答：西医学认为，丘疹性荨麻疹的发病与昆虫叮咬密切相关。像跳蚤、虱子、螨、蚊、臭虫、蠓虫、蜂、蜱等昆虫，在叮咬人体时，会将唾液注入皮肤，而这些唾液可能引发人体的过敏反应。

⇨ 问题 160：丘疹性荨麻疹有什么临床特点？

答：丘疹性荨麻疹多见于婴幼儿及儿童，成人也可发病，常于潮湿温暖季节出现，好发于臀部、腹部、腰背部和四肢等部位，临床表现为突然出现3～10mm 大小的圆形或纺锤形丘疹、丘疱疹，顶端常有小水疱，新旧皮损并存，搔抓或遇热后可扩大形成风团、结节、斑块，伴有剧痒，严重者可影响患者日常起居与生活。

⇨ 问题 161：得了丘疹性荨麻疹，什么情况下需要立即就医？

答：得了丘疹性荨麻疹，若皮肤上突然出现多个水肿性丘疹、丘疱疹且自觉瘙痒严重影响睡眠；或皮损持续不消退、反复成批出现；或是叮咬后局部软组织肿胀疼痛明显，或者出现发热，都需要立即就医。

⇨ 问题162：西医针对丘疹性荨麻疹多采用什么治疗方法？

答：西医治疗丘疹性荨麻疹多采用对症治疗和抗过敏疗法。一般会建议患者口服抗组胺药缓解过敏症状，搭配涂擦止痒外用药减轻瘙痒不适；若出现继发感染，则需应用抗生素控制炎症。此外，患者还需改善生活环境，降低昆虫叮咬概率。

⇨ 问题163：丘疹性荨麻疹应与哪些疾病相鉴别？

答：丘疹性荨麻疹的发生与昆虫叮咬、季节及个人生活环境紧密相关，询问昆虫暴露史是诊断的重要线索，还需与荨麻疹、痱子、疥疮等疾病相鉴别。

（1）荨麻疹：荨麻疹会全身泛发大小不等的风团，可在数分钟或数小时内自行消退且不留痕迹，这是与丘疹性荨麻疹的重要鉴别点。

（2）痱子：痱子是夏季或炎热环境下常见的表浅性、炎症性皮肤病。以最常见的红痱为例，表现为密集排列的针尖大小丘疹、丘疱疹，周围绕以红晕，消退后有轻度脱屑，伴有灼热和刺痛感，好发于腋窝、肘窝等部位，依据发病季节和典型皮损可确诊。

（3）疥疮：疥疮由疥螨寄生引发，具有传染性，在集体宿舍或家庭内容易流行，通过接触传播，患者皮肤柔嫩部位可见丘疹、水疱及隧道，阴囊处有瘙痒性结节，夜间瘙痒症状加剧，根据这些特征不难诊断。

⇨ 问题164：得了丘疹性荨麻疹，日常应如何护理？

答：得了丘疹性荨麻疹，日常护理中首先要保持皮肤清洁、干燥，选择宽松、棉质的衣物，避免衣着过厚、过暖，以防皮肤温度升高而加重痒感；其次，切勿用过烫的水或化学清洗剂清洗皮损处，过度洗烫虽能暂时缓解瘙痒，却会刺激皮肤，进而引发慢性皮炎；最后，要勤剪指甲、勤洗手，避免过度搔抓皮肤，防止因皮肤破损而引起感染。

⇨ 问题 165：如何预防丘疹性荨麻疹？

答：预防丘疹性荨麻疹，可从消除昆虫隐患和加强个人防护两方面着手。一方面，要及时清除猫、狗等宠物身上的跳蚤，以及人蚤、臭虫等，对室内床铺、家具、草垫、墙角等区域喷洒杀虫药；若同居者或密切接触者共同发病，更需对所处环境进行全面杀虫处理。另一方面，要做好个人及职业防护，在野外等易受昆虫叮咬的环境中，尽量穿着长袖衣物，并扎紧袖口和裤管，减少昆虫接触皮肤的机会。

⇨ 问题 166：丘疹性荨麻疹的预后如何？

答：丘疹性荨麻疹通常具有自愈性，不过恢复后可能会遗留暂时的色素沉着。但如果病情反复发作，或者处理方式不当，就有可能发展为单纯痒疹或是结节性痒疹。

⇨ 问题 167：中医学对丘疹性荨麻疹的病因病机有何认识？

答：中医学认为，本病常因胎中遗热，蕴于肌肤，复感风热，内外相合而成；或因湿热内蕴，外受虫咬，如蚊虫、蚤螨等，以致湿热毒汁交阻于肌肤而引发；亦有因禀性不耐，进食鱼虾之类动风之物，致使脾胃运化失调，湿热郁阻肌肤而发病。

⇨ 问题 168：风热搏结型丘疹性荨麻疹患者有哪些临床表现，推荐什么中医食疗方调养呢？

答：风热搏结型丘疹性荨麻疹患者可见疹块色红、大小不等、散在分布，疹块中央少见水疱，偶有血疱；好发于上半身，尤以上肢伸侧、腰部为多，往往成批出现，此起彼伏，自觉瘙痒。舌质红，苔薄黄，脉数。

中医食疗推荐胡萝卜炒笋、冬瓜皮黄菊花赤芍汤。

1. 胡萝卜炒笋

（1）原料：胡萝卜、竹笋各 50g，黄花菜 15g，鲜金银花 10g。

（2）制法：将竹笋、胡萝卜洗净切丝，与黄花菜同炒。待起锅后，拌入鲜金银花即可。

（3）用法：当餐佐食。

2. 冬瓜皮黄菊花赤芍汤

（1）原料：冬瓜皮（经霜）20g，黄菊花 15g，赤芍 12g。

（2）制法：将以上材料洗净，放入锅中，加水适量煎煮 20 分钟，去渣取汁。

（3）用法：喝汤。

⇨ 问题 169：湿热蕴阻型丘疹性荨麻疹患者有哪些临床表现，推荐什么中医食疗方调养呢？

答：湿热蕴阻型丘疹性荨麻疹患者疹块大小不等，散在分布，色红或偏暗红，高于皮肤，中央常有水疱；或起大疱，抓破略有渗水。皮损好发于下肢、臀部，自觉剧痒。舌红，苔薄黄或微腻，脉濡或滑数。

中医食疗推荐赤小豆茯苓汤、柴胡根丝瓜薏米汤。

1. 赤小豆茯苓汤

（1）原料：赤小豆 10g，茯苓 10g，鸡内金 10g，白鲜皮 6g，防风 6g，金银花 6g，甘草 3g。

（2）治法：水煎服，每日一剂。

（3）用法：代茶饮。

2. 柴胡根丝瓜薏米汤

（1）原料：柴胡 30g，丝瓜 1 条，薏米 50g。

（2）治法：将柴胡煎煮后去渣留汁，再将丝瓜去皮切段，与薏米一同在柴胡汁中煮熟。

（3）用法：喝汤，吃丝瓜、薏米。

⇨ 问题 170：丘疹性荨麻疹的中医外治法有哪些？

答：丘疹性荨麻疹的中医外治法主要包括中药外用和中药塌渍，具体方法如下。

1. 中药外用

（1）九华粉洗剂或三黄洗剂：使用九华粉洗剂或者三黄洗剂外擦，每天数次。这两种洗剂具有清热解毒、消肿止痒等功效，可有效缓解丘疹性荨麻疹的症状。

（2）穿心莲：取穿心莲鲜品捣烂，敷于患处。穿心莲有清热解毒、止痒的作用，能减轻局部的炎症和瘙痒。

（3）紫草：将紫草研磨成粉末，加适量开水调成糊状，涂于患处。紫草可退红肿、止痒，有助于改善皮肤症状。

（4）苦参：把苦参研磨成粉末，加入适量水搅拌成糊状，涂抹在丘疹上。苦参能清热燥湿、杀虫止痒，对丘疹性荨麻疹的痒症有一定缓解作用。

2. 中药塌渍

（1）马齿苋、生地榆：若有水疱破裂渗出，用马齿苋、生地榆等量，煎水，凉湿敷，每天 2～3 次。马齿苋和生地榆具有清热凉血、收敛解毒的功效，可促进渗出液的吸收，减轻局部炎症。

（2）川花椒、野菊花、苦参：取川花椒 10g，野菊花、苦参各 15g，水煎外洗，每日 2～3 次，适用于瘙痒明显者。

（3）路路通、苍术、百部、黄柏、枯矾：取路路通、苍术各 60g，百部、黄柏、枯矾各 15g，水煎去渣取汁，外洗局部，每日 3～4 次，用于瘙痒兼有水疱、渗出者。

问题 171：得了丘疹性荨麻疹，有什么饮食宜忌吗？

答：得了丘疹性荨麻疹，在饮食上需格外注意。应避免食用辛辣食物，如辣椒、花椒、胡椒等，同时忌烟酒。日常饮食宜以清淡为主，多吃蔬菜、水果、粥等，有助于清热解毒、调节身体平衡。此外，还可适当增加富含维生素和优质蛋白质的食物摄入，增强免疫力，但要注意避免食用海鲜等易过敏食物，以及高糖、高脂肪和刺激性饮料，以免影响病情恢复。

（纪火炬）

三、毛周角化症

▷ **问题172：什么是毛周角化症？**

答：毛周角化症是一种具有遗传性的生理性角化性皮肤改变，主要特征为出现针帽大小的毛囊性丘疹，丘疹顶部带有角栓，其中常包裹着蜷曲的毛发。该疾病好发于青少年群体，特别是短期内体重增长较快者更易出现，并且呈现出夏季症状较轻、冬季症状加重的特点。

▷ **问题173：毛周角化症的典型症状有哪些？**

答：毛周角化症通常在儿童期开始出现，青春期发病率达到高峰。皮损表现为针头大小、顶部尖锐的毛囊性丘疹，颜色可为正常肤色或暗红色。丘疹顶端存在灰褐色或灰白色圆锥状角栓，角栓中可见一根毳毛穿出或蜷曲。剥去角栓后，顶端会留下杯状凹窝，且凹窝中很快会重新长出角栓。这些皮损发生于毛囊口处，彼此不相融合，可散在分布或簇集成群，外观类似"鸡皮"，好发于四肢等部位。该疾病具有家族遗传性，与季节相关，通常冬季较重、夏季较轻，一般没有自觉症状，偶尔会有轻微瘙痒。

▷ **问题174：毛周角化症是怎样引起的？**

答：毛周角化症的引发原因涉及多个方面。首先，它属于常染色体显性遗传性皮肤病，虽发病机制尚未完全明晰，推测可能与角化细胞粘附障碍有关，具体病因仍有待明确；其次，年龄因素在其中起到一定作用，青春期时人体激素水平等变化，使得该病的皮损表现更为明显；再次，疾病因素也不容忽视，如甲状腺功能低下、Cushing综合征患者，以及接受系统性皮质激素治疗的人群，不仅发病率较高，且皮损更为严重，这体现了激素对发病的影响；最后，许多患者常合并鱼鳞病，暗示其发病或许还与基因存在关联。

⇨ 问题 175：毛周角化症可分为几级？

答：毛周角化症可根据毛囊性丘疹的数目及皮损部位的不同分为以下四级。

（1）Ⅰ级（轻度）：毛囊性丘疹数目平均 0～5 个/cm² 皮肤，或皮损部位限于 1 个部位。

（2）Ⅱ级（较轻中度）：毛囊性丘疹数目平均 6～10 个/cm² 皮肤，或皮损部位 2～3 个。

（3）Ⅲ级（较重中度）：毛囊性丘疹数目平均 11～15 个/cm² 皮肤，或皮损部位 4～5 个。

（4）Ⅳ级（重度）：毛囊性丘疹数目平均>16 个/cm² 皮肤，或皮损部位 6～8 个。

⇨ 问题 176：肺阴不足型毛周角化症患者有哪些临床表现，推荐什么中医食疗方调养呢？

答：肺阴不足型毛周角化症患者皮损好发于前臂或大腿外侧，丘疹如"鸡皮"，皮肤淡红，丘疹中心角栓干枯，多伴口干咽燥。舌质嫩红，苔少，脉细数。

中医食疗推荐玉竹莲藕羹、甘麦莲枣粥、乌梅饮。

1. 玉竹莲藕羹

（1）原料：玉竹 10g，鲜莲藕半节，大米 200g，红糖少许。

（2）制法：将鲜莲藕洗净、去皮、切粒，玉竹洗净，大米淘洗干净。砂锅中放入适量清水，加入玉竹、大米、莲藕粒，大火煮沸后，改小火熬煮至米稠，加入少量红糖调味即可。

（3）用法：可作为汤羹日常食用。

（4）功效：玉竹甘润微寒，能养肺阴，兼清肺热，适用于阴虚肺燥有热、皮肤干燥等症，常配伍沙参、麦冬、桑叶。莲藕含有大量的膳食纤维和淀粉，有助于消化，增进食欲；同时，莲藕还具有清热解毒的功效，能够减轻脾胃负担。

（5）注意事项：本品性质黏腻，易助湿壅气，故脾虚湿阻、痰湿壅滞、气滞腹满者不宜使用。

2. 甘麦莲枣粥

（1）原料：甘草 6g，麦冬 10g，莲子 15g，大枣 30g，大米 200g。

（2）制法：先将甘草、麦冬、大枣一同放入适量水中煎煮后取汁，再用药汁煮莲子、大米，煮熟即可食用。

（3）用法：可作为汤羹日常食用。

（4）功效：甘草、大枣合用可治疗脏躁，具有养心安神的功效。莲子具有健脾固摄止泻的作用，用于健脾除湿，养心安神。麦冬味甘柔润，性偏苦寒，入胃经，长于益胃生津清热，常用于肌肤瘙痒者。如果患者伴有津伤口渴、内热消渴、肠燥便秘、大便干结等症，可以加生地黄、玉竹、沙参等药同用。

（5）注意事项：痰湿偏盛者不宜多食用大枣，因其滋腻之性容易助湿，加重痰湿症状。本粥滋阴，脾胃虚寒、食少便溏，以及外感风寒、痰湿咳嗽者忌服。

3. 乌梅饮

（1）原料：乌梅 10g，水 500mL。

（2）制法：将乌梅放入水中浸泡半小时。大火煮沸即可饮用。

（3）用法：可代茶饮。

（4）功效：乌梅味酸性平，善于生津液，止烦渴，治虚热消渴。

（5）注意事项：外有表邪或内有实热积滞者均不宜服。

⇨ 问题 177：肝郁脾虚型毛周角化症患者有哪些临床表现，推荐什么中医食疗方调养呢？

答：肝郁脾虚型毛周角化症患者表现为细小坚硬的暗红或正常肤色丘疹，多无症状，部分伴轻微瘙痒。常兼胸闷口苦、急躁易怒；脾虚者多肥胖、大便稀溏，舌体胖大，脉沉弦。

中医食疗推荐红豆合欢粥、山茱萸玉竹粥、佛手玫瑰茶。

1. 红豆合欢粥

（1）原料：红豆 30g，合欢花 30g，粳米 100g，糖适量。

（2）制法：将红豆、合欢花洗净，与粳米一起放入水中煮烂，放入糖调味即可。

（3）用法：可作为早餐粥食用。

（4）功效：红豆性平、味甘酸，有健脾利水的功效。红豆富含蛋白质、钙、磷、铁等矿物质及维生素 B 族，有助于改善脾胃功能，促进体内水液代谢，对于湿疹、水肿等症状有一定的缓解作用。合欢性味甘平，入心、肝经，善于疏肝解郁，悦心安神。此外，合欢花有活血消肿之功，与鱼腥草、冬瓜仁、芦根搭配能消散内外痈肿，改善皮肤疾患。

（5）注意事项：脾胃虚寒、肠滑泄泻者不宜使用，孕妇慎用。

2. 山茱萸玉竹粥

（1）原料：山茱萸 15g，玉竹 15g，大米 100g，冰糖少许。

（2）制法：将山茱萸、玉竹用水煎煮，去渣留汁，加入大米和少量冰糖，一同煮粥。

（3）用法：可作为汤羹日常食用。

（4）功效：山茱萸酸涩，其性温而不燥，补而不峻，功盖补益肝肾，既能益精，又可助阳，为平补阴阳之要药。玉竹作为补阴药，能够养阴润燥，对肝肾具有滋养作用。两药联用能够起到疏肝健脾的作用。

（5）注意事项：湿热体质者慎用，脾虚有痰湿者食用后可能会增加痰湿，孕妇及哺乳期妇女应在医生指导下使用。

3. 佛手玫瑰茶

（1）原料：佛手 5g，玫瑰花 10g。

（2）制法：将上述药材置于茶壶中，以沸水冲泡 10 分钟即可。

（3）用法：可代茶饮。

（4）功效：佛手辛香行散，味苦疏泄，善于疏肝解郁行气止痛，治肝郁气滞及肝胃不和之胸胁胀痛。玫瑰花气芳香浓郁，味苦疏泄，归肝、胃经，既能疏肝，又能宽中和胃，治疗肝胃不和之胸胁脘腹胀痛，呕恶食少，可与香附、佛手、砂仁等配伍。同时性温通行，改善人体微循环，促进代谢，具有较好的体质调理作用。

（5）注意事项：胃寒及易腹泻的人群应避免频繁饮用。

问题178：毛周角化症患者常用的中医外治方法有哪些？

答：针对毛周角化症，常用的中医外治方法丰富多样，主要有以下几种。

（1）中药涂擦疗法：取苍术10g，三棱10g，莪术10g，当归10g，白鲜皮10g，水煎后外涂。每日2次，20日为一个疗程。

（2）中药熏洗：选用乌梅水（乌梅50g，水500mL）洗剂，煎汁湿敷。每日2～3次，每次15分钟，7次为一个疗程。

（3）针刺治疗：取足三里、血海、曲池穴。病变在小腿配三阴交穴，病变在大腿配风市穴，病变在上臂配臂臑穴，病变在肩部配肩髃穴。进行针刺，每天1次，7天为一个疗程，间隔1个月后再治疗一个疗程，2个疗程后观察疗效。

（4）耳针疗法：取内分泌、肝、交感等穴位。每次选取2～4穴，针刺后留针30分钟，每日1次，5次为一个疗程。

（5）埋针法：取内分泌、脾、肝、交感等穴位。消毒后用针埋入，并每天轻压3～5次，7日为一个疗程。

（6）七星针疗法：取背部督脉及双侧膀胱经区域。治疗时自上而下、自内到外，以皮肤潮红、微渗血为度，两日1次，4次为一个疗程。

问题179：治疗毛周角化症常用的西药和医美方法有哪些？

答：临床上，治疗毛周角化症，西药常用维生素A类、10%尿素脂、皮质类固醇激素、维A酸类、水杨酸类等皮肤角质软化或溶解剂，通过软化、剥脱异常堆积的角质，改善毛囊口角化情况。医美治疗方法中，脉冲强光可有效改善明显发红的皮疹；化学换肤术采用高浓度复合酸、果酸或水杨酸，2～4周进行一次治疗，可松解剥脱角质，加快角质代谢；角质磨削术借助砂膏、去角质刷等去角质沐浴用品，但每月进行1～2次为宜，过度摩擦易损伤皮肤并促使角质层增厚；激光脱毛治疗经研究证实，也能对毛周角化症状起到改善作用。

问题 180：日常生活中，针对毛周角化症应如何护理？

答：在日常生活中，针对毛周角化症可从饮食、皮肤护理、精神情志及用药四方面进行科学护理。饮食上，需减少油腻、辛辣、甜食等刺激性食物摄入，多食用富含维生素 A 和维生素 E 的食物，如胡萝卜、坚果等，以及新鲜果蔬，通过营养补充改善皮肤状态。皮肤护理至关重要，应避免热水烫洗和碱性肥皂擦洗，防止皮肤屏障受损；日常保持皮肤清洁，做好防晒措施，防止紫外线刺激加重症状；尤其在冬季，需加强皮肤保湿，使用润肤霜等护肤品，维持皮肤水润。精神情志方面，保持心情舒畅，通过适当运动增强机体免疫力，良好的心态有助于缓解皮肤不适。在用药方面，鉴于该病目前尚无根治方法，多以外治为主、内治为辅，症状较轻者可外用含果酸或去角质成分的保湿乳液，同时需定期复诊，遵循医嘱规律用药，以达到最佳护理与治疗效果。

（李　玉）

第二节　红斑鳞屑类

一、接触性皮炎

问题 181：什么是接触性皮炎？

答：接触性皮炎是指人体接触某些外源性物质后，在皮肤黏膜接触部位发生的急性或慢性炎症反应，急性期皮损表现为红斑、水疱、大疱、渗出、糜烂等，慢性期皮损表现为皮肤肥厚、苔藓样变等，如接触生漆或闻漆气味而发生的称为漆疮；因贴膏药或橡皮膏而发生的皮肤炎症称膏药风等。长期反复接触致敏物质也会诱发，男女老幼都可能患病，尤以禀赋不耐者多见。

问题 182：接触性皮炎的典型表现有哪些？

答：接触性皮炎依据病程可分为急性、亚急性和慢性，且因接触物不同表现各异。

急性接触性皮炎起病急，皮损局限于接触部位，典型症状是境界清晰的红斑，其形态和接触物相关，常伴有丘疹、丘疱疹，严重时会出现疱壁紧绷、疱液清亮的水疱、大疱，破溃后形成糜烂，患者常有瘙痒或灼痛感。病情严重时，红斑肿胀显著，伴有大量丘疹、水疱，甚至大疱，水疱破裂后会糜烂、渗液、结痂。若接触强酸、强碱等强化学物质，还会引发坏死、溃疡。当机体处于高度敏感状态，皮疹不仅出现在接触部位，还可能扩散至其他部位，甚至全身。

亚急性和慢性接触性皮炎症状相对较轻，表现为轻度红斑、丘疹，边界不清晰。长期反复接触致敏物会使局部皮损慢性化，呈现轻度增生和苔藓样变，多局限于接触部位，形态和接触物大致相符。轻症时局部出现淡红至鲜红色红斑，伴有轻微水肿或密集的针尖大丘疹。当皮损发生在眼睑、包皮、阴囊等组织疏松部位，会呈现局限性水肿，皮肤光亮、纹理消失且无明显边缘。

问题 183：接触性皮炎是怎样引起的？

答：接触性皮炎的发生与接触外源性物质密切相关，发病前有明显接触史和一定潜伏期（首次接触多在 4～5 小时，再次接触缩短至数分钟到 1 小时，强酸、强碱等强刺激物无潜伏期），常急性发作于头、面、颈、四肢等暴露部位。其皮损的形态、范围和严重程度，取决于接触物质的种类、性质、浓度、接触时间、接触部位与面积，以及机体的反应程度。引发接触性皮炎的物质大致分为动物性（如动物皮毛、昆虫分泌物和毒素）、植物性（如花粉、植物各部位）和化学性（涵盖化工原料、外用药、化妆品、农药及其他化工制品）这三类。

问题 184：接触性皮炎可分为几类？

答：接触性皮炎可分为以下几类：一是漆疮，发病前接触过漆树、漆液、漆器或仅嗅及漆气就可能发病，多发生在暴露部位，皮肤会突然潮红肿胀、灼热瘙痒，还可能出现丘疹、水疱，抓破后糜烂流脓，发于颜面时浮肿明显，严重者伴有恶寒发热、食欲不振等全身症状；二是膏药风，损害主要在接触膏药的部位，皮肤潮红肿胀，甚至出现水疱、糜烂，边界清晰且与膏药形状一致，患者自觉瘙痒、灼热、肿痛，一般无全身不适；三是化妆品皮炎，由接触化妆品引发，症状轻重不一，轻者接触部位出现潮红、丘疹、丘疱疹，重者红斑基础上出现水疱，甚至泛发全身；四是尿布皮炎，常因尿布更换不勤，细菌分解尿液产生氨刺激皮肤，或因尿布材质使婴儿皮肤不耐受诱发，多累及婴儿会阴部，可蔓延至腹股沟及下腹部，皮损为大片潮红，也有斑丘疹和丘疹，边界清楚且与尿布接触范围相符。

⇨ 问题185：风热壅盛型接触性皮炎患者有哪些临床表现，推荐什么中医食疗方调养呢？

答：风热壅盛型接触性皮炎患者可见接触部位皮肤焮红肿胀，伴有丘疹、风团、浮肿。患者会感到剧烈瘙痒，搔抓后瘙痒感加剧，舌红，苔薄黄，脉浮数。

中医食疗推荐鱼腥草绿豆汤、生地豆腐汤、菊芍饮。

1. 鱼腥草绿豆汤

（1）原料：绿豆50g，鱼腥草15g，白糖适量。

（2）制法：将绿豆、鱼腥草洗净。锅中注水，放入绿豆、鱼腥草以小火煲半小时，取出鱼腥草，调入白糖即成。

（3）用法：可作为汤羹日常食用。

（4）注意事项：根据个人体质和需求适量饮用。

2. 生地豆腐汤

（1）原料：豆腐250g，生地黄20g，盐适量。

（2）制法：将豆腐洗净，切小块；生地黄洗净。锅中注水烧沸，放入豆腐块、生地黄，继续煲滚片刻，加盐调味即成。

（3）用法：可作为汤羹日常食用。

（4）注意事项：在服用其他药物时，避免同时饮用本品。

3. 菊芍饮

（1）原料：黄菊花 15g，赤芍 12g，冬瓜皮 20g，蜂蜜适量。

（2）制法：锅内注水，放入冬瓜皮、黄菊花、赤芍煮 20 分钟。调入蜂蜜即成。

（3）用法：可代茶饮。

▷ 问题 186：湿热毒蕴型接触性皮炎患者有哪些临床表现，推荐什么中医食疗方调养呢？

答：湿热毒蕴型接触性皮炎患者皮肤会突然大面积泛红、肿胀，伴有灼热感和刺痒。随后，皮肤上会相继出现丘疹、丘疱疹、水疱，严重时还会出现大疱、血疱。搔抓破溃后，易出现糜烂、渗液，甚至形成浅表溃疡。患者通常还伴有发热畏寒、恶心呕吐、头痛等全身症状。通过中医诊断，这类患者舌质红，舌苔黄，脉象滑数。

中医食疗推荐白芷茯苓薏米粥、兰草粥、双薯饮。

1. 白芷茯苓薏米粥

（1）原料：薏米 50g，茯苓 30g，白芷、陈皮各 10g，盐适量。

（2）制法：将薏米淘洗干净，浸泡半小时；白芷、茯苓、陈皮洗净。锅中注水，放入白芷、茯苓、陈皮，以大火煮半小时后去渣留汁，放入薏米，以小火煮至粥成，加盐调味即成。

（3）用法：可作为早餐粥食用。

（4）适用人群：适用于湿热痰浊较重者，也适用于一般人群作为养生粥品食用。

（5）注意事项：但需注意根据体质情况，适量服用。

2. 兰草粥

（1）原料：佩兰 25g，粳米 100g，盐适量。

（2）制法：将佩兰择洗干净，略焯后挤干，切段。水烧开后，放入佩兰、粳米，加适量清水煮沸，米烂即可服用。

（3）用法：可作为早餐粥食用。

（4）注意事项：阴虚火旺、口舌干燥的患者不宜饮用；在服用其他药物时，建议咨询医生及时调整用药。

3. 双薯饮

（1）原料：红薯 80g，紫薯 80g，冰糖适量。

（2）制法：红薯、紫薯去皮，切小丁。锅内注水烧沸放入红薯块、紫薯块煮 20 分钟至熟，盛出后撒入冰糖即成。

（3）用法：可代茶饮。

（4）适用人群：适宜过敏性皮炎患者食用。

（5）注意事项：双薯饮中可能含有较高的糖分，糖尿病患者应谨慎饮用，对红薯或紫薯过敏者慎用。

▷ **问题 187：血虚风燥型接触性皮炎患者有哪些临床表现，推荐什么中医食疗方调养呢？**

答：血虚风燥型接触性皮炎常见于疾病后期，在长期反复发病的情况下，患者皮损表现为皮肤粗糙肥厚，覆有鳞屑，或者呈现苔藓样变，瘙痒感十分剧烈，常伴有因搔抓形成的抓痕或结痂。舌质淡红，苔薄，脉弦细。

中医食疗推荐南瓜红枣补血汤、桑椹夜交藤黑豆汤、怀杞玉竹饮。

1. 南瓜红枣补血汤

（1）原料：南瓜 500g，大枣 10g，红糖适量。

（2）制法：将南瓜去皮去瓤，洗净，切滚刀块，大枣洗净去核；锅中注水，放入南瓜、大枣，调入红糖，用小火煲至南瓜熟烂即成。

（3）用法：可作为日常汤羹食用。

（4）注意事项：糖尿病患者应适量饮用；湿盛中满或有积滞、痰热者不宜服用。

2. 桑椹夜交藤黑豆汤

（1）原料：桑椹 30g，夜交藤 15g，黑豆 100g。

（2）制法：将桑椹、夜交藤洗净。锅中注水煮沸，放入桑椹、夜交藤、黑豆后改小火煎煮 1 小时即成。

（3）用法：可作为早餐粥食用。

（4）注意事项：适量饮用，与其他药物同服时，需咨询专业医师。

3. 怀杞玉竹饮

（1）原料：怀山药20g，枸杞子20g，玉竹20g，糖适量。

（2）制法：将怀山药、枸杞子和玉竹分别洗净。注水烧沸，放入怀山药、枸杞子、玉竹，小火煮半小时，加糖调味即成。

（3）用法：可作为早餐粥食用。

（4）注意事项：脾胃虚弱者慎用。

问题188：接触性皮炎常用的中医外治方法有哪些？

答：接触性皮炎常用的中医外治方法丰富多样，主要有以下几种。

（1）中药涂擦疗法：针对亚急性轻度糜烂皮损可选用紫草油、青黛散糊剂等外涂，慢性期干燥粗糙皮损则选用青黛软膏等。

（2）中药溻渍疗法：急性期无明显渗出时用清热止痒中药煎汤外洗，渗出明显时冷湿敷。

（3）针刺疗法：选取尺泽、曲池等穴位施泻法。

（4）刺络放血疗法：在耳尖、大椎等穴位放血。

（5）穴位注射疗法：选穴后用当归或丹参注射液注射。

（6）耳穴压贴疗法：取肺、皮质下等耳穴用王不留行籽贴压。

（7）药浴法：用白芷、紫草等中药配成水剂泡洗患部。

（8）撒药法：将青黛、飞炉甘石等研末撒于患处。

问题189：接触性皮炎常用的西医治疗方法有哪些？

答：接触性皮炎的西医治疗中，药物治疗是关键手段。内服药依病情而定，常用抗组胺药、维生素C、钙剂、糖皮质激素等，合并感染时需用抗生素。局部外治需分阶段处理：急性期红肿用炉甘石洗剂外擦，糜烂渗液用1∶8000的高锰酸钾液或3%的硼酸溶液冷湿敷；亚急性期少量渗液可用湿敷剂、糖皮质激素糊剂、氧化锌油或霜剂，有感染时加用抗生素；慢性期则采用糖皮质激素类软膏外用。

除药物治疗外，紫外线负离子疗法也是重要的治疗方式。利用紫外线负离子治疗仪进行蒸气喷雾，可有效减轻甚至消除接触性皮炎的临床症状，帮助患者恢复健康。

⇨ 问题190：日常生活中，接触性皮炎应如何调护？

答：日常生活中，接触性皮炎的调护可从多方面入手。

首要的是生活管理，需及时查清并远离病因，避免搔抓，防止皮肤感染；明确过敏原后，坚决杜绝再次接触，如停用导致过敏的化妆品；同时，选择宽松透气的棉质衣物，减少摩擦与汗液刺激。饮食上，要忌辛辣、油腻、鱼腥等食物，避免饮酒，多摄入营养丰富的食物与水分，降低饮食对病情的刺激。皮肤护理方面，使用温和沐浴产品，洗澡忌用力搓洗，患处红肿明显时，禁用强碱性清洁用品。因职业接触致病的，要做好防护措施，必要时更换工作。此外，保持良好心态、适度运动增强免疫力，以及严格遵医嘱用药，都是护理接触性皮炎的重要环节。

（李　玉）

二、湿疹

⇨ 问题191：什么是湿疹？

答：湿疹是一种常见的过敏性炎症性皮肤病，因皮损常表现为湿烂、渗液、结痂而得名，中医称为"湿疮"。其皮疹多呈对称分布，形态多样。原发皮损可见红斑、丘疹、水疱，继发皮损则表现为抓痕、结痂、糜烂、渗出或苔藓样皮肤增厚，病程中常伴有不同程度的瘙痒，且不具有传染性。

⇨ 问题192：湿疹有哪些类型？

答：湿疹按病程可分为急性湿疹、亚急性湿疹、慢性湿疹三类。

（1）急性湿疹：起病较快，皮损常为对称性、原发性和多形性，可发于身体任何部位。皮损多表现为红斑基础上的针头至粟粒大小丘疹、丘疱疹，严重时可出现小水疱，通常会融合成片，边界不清楚，常因搔抓形成点状糜烂面，有明显渗出液，自觉瘙痒。

（2）亚急性湿疹：皮损常以红肿、丘疹、丘疱疹为主，有少许鳞屑、结痂，炎症、渗出比急性湿疹明显减轻，仅有少量丘疱疹、小水疱或糜烂，皮疹颜色一般呈暗红色。常由急性湿疹未能及时治疗，或处理失当，病程迁延所致，也可初发即呈亚急性湿疹，自觉剧烈瘙痒，夜间加重。

（3）慢性湿疹：病程较长，反复发作，时轻时重。皮损常表现为肥厚粗糙，呈暗红或紫褐色，皮纹显著或呈苔藓样变，表面常附有鳞屑、抓痕、血痂，色素沉着或色素减退，部分皮损可出现新的丘疹或水疱，抓破后有少量流滋，自觉瘙痒，呈阵发性。发生于手足及关节部位者常易出现皲裂，伴自觉疼痛。常由急性和亚急性湿疮处理不当，长期不愈，或反复发作而成。

⇨ 问题 193：身体各部位湿疹有什么典型表现？

答：身体各部位湿疹的典型表现如下。

手部湿疹： 多数发病缓慢，冬重夏轻，与家务劳动和某些需要水洗、接触洗涤剂的职业有关。好发于手背及指端掌面，可蔓延至手背、手腕部，皮损表现为潮红、糜烂、结痂或形成暗红斑，局部浸润肥厚，冬季常形成皲裂；在手指、掌侧常有丘疱疹、水疱，部分会出现指甲损害，使甲变形，出现横沟。

小腿湿疹： 多见于中老年人，常对称发生于小腿下 1/3 内侧，多伴有青筋暴露。皮损呈局限性暗红色，可有红斑、丘疹、丘疱疹、糜烂、渗出，日久皮肤变厚、色素沉着或色素减退，严重者可伴发溃疡。

头皮湿疹： 常由染发剂、洗发剂、生发剂、定型剂等刺激引起，皮损多表现为弥漫性丘疹、渗液、结痂，痂多时可将头发黏结成团，继发感染时出现黄痂伴臭味，严重者可导致脱发。

面部湿疹： 常由护肤品、化妆品、外用药使用不当或过度擦洗导致，皮损表现为额部、眉部、耳前等对称分布的红斑、丘疹，可有少量渗液或鳞屑，自觉瘙痒，病情易反复，病程较长。

耳部湿疹：多由头面部湿疹蔓延或摩擦刺激引起，常见于耳后皱褶、耳轮或外耳道。皮损表现为红斑、渗液、皲裂、结痂，如继发感染可出现脓性分泌物或脓痂。

乳房湿疹：常见于乳头、乳晕及周围皮肤。皮损表现为丘疹、疱疹、水疱、糜烂、渗液、鳞屑或结黄色痂皮，日久皮肤粗糙肥厚、乳头皲裂，伴疼痛。

阴囊湿疹：局限于阴囊皮肤，可蔓延至肛周、阴茎。急性期阴囊肿胀，皮肤潮红，皮损主要为丘疱疹、水疱、糜烂或伴有渗液；亚急性期皮损以丘疹、鳞屑、结痂为主，部分伴有少量水疱、轻度糜烂；慢性期皮损表现为皮肤干燥，伴有薄痂、鳞屑、浸润肥厚、色素加深或变浅，瘙痒剧烈，夜间加重。

肛周湿疹：局限于肛周皮肤，急性期以红斑、糜烂、渗出为主；慢性期则局部浸润肥厚，可能伴有皲裂，奇痒难忍。

钱币状湿疹：好发于手足背、四肢伸侧、肩、臀、乳房等处。皮损为红色小丘疹或丘疱疹，呈圆形或类圆形钱币状斑片，境界清楚，急性期渗出明显，慢性期皮肤肥厚，表面覆有结痂或干燥鳞屑，自觉剧烈瘙痒，反复发作，难以治愈。

⇨ 问题194：湿疹是怎样引起的？

答：湿疹由内外因素共同作用引发，具体包括以下几个方面。

（1）遗传因素：过敏体质具遗传倾向，父母有过敏性疾病者，孩子易患湿疹。

（2）感染因素：金黄色葡萄球菌、真菌（如马拉色菌）等微生物感染，或慢性炎症性疾病（如鼻炎、胃炎）可诱发湿疹。

（3）食物过敏：牛奶、鱼虾、坚果、芒果等食物，及食品添加剂（如香精、色素）可能引发过敏反应。

（4）环境因素：室外大范围的空气、水、土壤、放射源、大面积的致敏花粉植被、气传致敏菌源等，或长时间待在湿热的环境或寒冷干燥的环境，会刺激皮肤，导致湿疹。生活中接触到的尘螨、动物皮毛、皮屑、粉尘、洗涤用品、化妆品、染发剂、杀虫剂、汽油、化纤等物质，均可能会对皮肤产生刺激，诱发湿疹。

（5）内分泌与代谢异常：熬夜、过度劳累、月经紊乱、妊娠、糖尿病、甲状腺疾病等可通过影响内分泌诱发湿疹。

（6）精神因素：长期失眠、焦虑、抑郁、情绪激动及精神创伤等自主神经紊乱，均可诱发乃至加重湿疹。

（7）药物因素：部分药物可能引发湿疹。

⇨ 问题 195：风热蕴肤型湿疹患者有哪些临床表现，推荐什么中医食疗方调养呢？

答：风热蕴肤型湿疹患者发病迅速，皮损以红斑、丘疹为主，可见鳞屑、结痂，渗出不明显，皮肤灼热、瘙痒，可伴发热，口渴，舌尖红或舌红，苔薄黄，脉浮或浮数。常见于急性湿疹初发者或慢性湿疹急性发作。

中医食疗推荐生地土茯苓猪骨汤、豆腐菊花羹、百合荷叶薏仁粥。

1. 生地土茯苓猪骨汤

（1）原料：猪骨适量，生地黄 20g，土茯苓 20g，薏苡仁 20g，陈皮 5g，生姜数片，盐适量。

（2）制法：将猪骨、诸味中药材下锅，加水适量，大火烧开后转小火煲 1 小时，撇油去渣，加少许盐调味。

（3）用法：可作为午餐汤品食用。

（4）功效：祛湿润肤。

（5）注意事项：孕妇禁用，脾胃虚寒者慎用。

2. 豆腐菊花羹

（1）原料：豆腐 100g，野菊花 10g，蒲公英 15g，食盐适量，生淀粉少许。

（2）制法：野菊花、蒲公英煎煮 1 个小时，取汁约 200mL。往汁水中加入豆腐、食盐煮沸，放入适量淀粉勾芡、搅匀即成。

（3）用法：可作早餐或午餐汤品食用。

（4）功效：野菊花清热解毒、泻火平肝。

（5）注意事项：脾胃虚寒者慎用。

3. 百合荷叶薏仁粥

（1）原料：鲜百合 30g，鲜荷叶 30g，薏苡仁 30g，粳米 50g，冰糖适量。

（2）制法：百合洗净切碎，荷叶洗净布包，放入薏苡仁、粳米，加适量水，煮成粥，加入适量冰糖。

（3）用法：可作为早餐粥食用。

（4）功效：清解暑湿，养心安神。

（5）注意事项：孕妇禁用，脾胃虚寒者慎用。

⇨ 问题 196：湿热蕴肤型湿疹患者有哪些临床表现，推荐什么中医食疗方调养呢？

答：湿热蕴肤型湿疹患者起病急骤，皮损以红斑、丘疹、水疱、渗出为主，抓破后糜烂，可伴有心烦口干，大便干或便秘，小便黄；舌红，苔黄或黄腻，脉滑或滑数。常见于急性湿疹或亚急性湿疹。

中医食疗推荐冬瓜薏仁土茯苓汤、茅根绿豆饮、马齿苋粥。

1. 冬瓜薏仁土茯苓汤

（1）原料：冬瓜 50g，薏苡仁 50g，土茯苓 20g。

（2）制法：将薏苡仁泡发，和土茯苓放入锅内，加水煮 30 分钟，加入冬瓜煮熟，放适量盐。

（3）用法：可作为午餐汤品食用。

（4）功效：清热利水、健脾祛湿。

（5）注意事项：孕妇禁用，脾胃虚寒者慎用。

2. 茅根绿豆饮

（1）原料：白茅根 30g，泽泻 15g，绿豆 50g，冰糖适量。

（2）制法：先将白茅根、泽泻加水适量煎 20 分钟后，取汁，加入绿豆、冰糖，煮至绿豆开花后，过滤去渣，留汁即可。

（3）用法：可代茶饮。

（4）功效：清热除湿、凉血解毒。

（5）注意事项：脾胃虚寒者慎用。

3. 马齿苋粥

（1）原料：鲜马齿苋 60g，薏苡仁 30g，粳米 50g。

（2）制法：将马齿苋洗净，放入沸水中煮 10 分钟，捞出切碎待用；将薏苡仁、粳米加水煮熟后，再与待用的马齿苋合煮 10 分钟即可。

（3）用法：可作为早餐粥、晚餐粥食用。

（4）功效：清热解毒、消炎利湿。

（5）注意事项：孕妇禁用。

问题 197：脾虚湿蕴型湿疹患者有哪些临床表现，推荐什么中医食疗方调养呢？

答：脾虚湿蕴型湿疹患者发病较缓，皮疹色淡或淡红，皮损以丘疹或丘疱疹为主，伴渗出或有鳞屑，瘙痒明显；平素食少，易疲乏，腹胀便溏，小便清长或微黄；舌淡胖，苔白腻或薄白，脉濡或滑。常见于亚急性湿疹。

中医食疗推荐双豆薏仁汤、玉米须莲子羹、山药薏仁粥。

1. 双豆薏仁汤

（1）原料：绿豆 30g，赤小豆 30g，薏苡仁 30g，芡实 15g，冰糖适量。

（2）制法：将绿豆、赤小豆、薏苡仁、芡实加适量水煮烂，加入适量冰糖，取汁饮用。

（3）用法：可代茶饮。

（4）功效：健脾利湿，佐以清热。

（5）注意事项：孕妇禁用。

2. 玉米须莲子羹

（1）原料：莲子 50g，玉米须 10g，冰糖 15g。

（2）制法：将玉米须加水煮 20 分钟后去渣留汁，加入莲子、冰糖，微火炖成羹即可。

（3）用法：可作为早餐食用。

（4）功效：清热祛湿，健脾益气。

（5）注意事项：多尿、尿频人群不宜多用，血糖高者慎用。

3. 山药薏仁粥

（1）原料：新鲜山药 100g，薏苡仁 30g，粳米或小米 100g。

（2）制法：将山药、薏苡仁加水煮熟后，加入粳米或小米煮成粥。

（3）用法：可作为早餐粥或晚餐粥食用。

（4）功效：益气健脾，清热渗湿。

（5）注意事项：孕妇禁用。

⇨ 问题 198：血虚风燥型湿疹患者有哪些临床表现，推荐什么中医食疗方调养呢？

答：血虚风燥型湿疹患者病程久，反复发作，皮损色暗或有色素沉着，皮损粗糙肥厚，或有抓痕结痂，剧痒难忍；手足及关节部位常易出现皲裂，伴自觉疼痛，平素有咽干，食少腹胀；舌红或淡红，苔白或苔薄，脉弦细。常见于慢性湿疹。

中医食疗推荐萝卜藕汁饮、绿豆海带粥、桑椹枸杞红枣粥。

1. 萝卜藕汁饮

（1）原料：莲藕 100g，白萝卜 100g，蜂蜜 30g。

（2）制法：将莲藕、白萝卜、蜂蜜放入榨汁机中榨汁，过滤后在汁中调入蜂蜜即可饮用。

（3）用法：随餐饮用，每日 2 次。

（4）功效：清热解毒，润肤通便。

（5）注意事项：脾胃虚寒者、腹泻者慎用。

2. 绿豆海带粥

（1）原料：绿豆 30g，海带 50g，粳米 100g，红糖或盐适量。

（2）制法：将粳米和绿豆煮开，加入海带煮熟，加入适量红糖或盐即可。

（3）用法：可作为早餐粥或晚餐粥食用。

（4）功效：清热润燥，软坚散结。

（5）注意事项：甲状腺功能亢进症患者，孕妇和哺乳期妇女，脾胃虚寒、腹泻者，糖尿病患者不宜食用。

3. 桑椹枸杞红枣粥

（1）原料：桑椹 30g，枸杞子 30g，大枣（去核）10 枚，百合 30g，粳米 100g。

（2）制法：将桑椹、枸杞子、大枣、百合加水煎汁，去渣后加粳米煮成粥即可。

（3）用法：可作为早餐粥或晚餐粥食用。

（4）功效：滋补肝肾，润燥生津。

（5）注意事项：阴虚体质人群不宜食用。

⇨ 问题 199：针对湿疹，常用的中医外治方法有哪些？

答：针对湿疹，常用的中医外治方法有如下几种。

（1）中药涂擦疗法：根据分期和皮损特点选择溶液、洗剂、软膏、乳膏、油剂、散剂等中药临方调配制剂进行涂擦治疗，适用于湿疹的各个阶段。急性期，无渗出者可选择炉甘石洗剂、三黄洗剂、芩柏洗剂外涂；渗出多者扑黄连粉、青黛散。亚急性期可外涂黄连膏、青黛糊剂。慢性期可选择紫草油、甘草油乳膏等外涂，2～3 次/日。

（2）中药塌渍：适用于急性或亚急性期炎症较重、渗出明显患处。采用黄连、黄芩、黄柏、马齿苋等煎液或黄柏溶液、三黄洗剂等浸湿纱布冷敷，每次 20 分钟，每日 2～4 次。

（3）中药药浴：适用于亚急性或慢性湿疹，皮损无明显渗出者。根据病情进行辨证施浴，选择不同的方药及药浴方法。急性期可选用半枝莲、黄柏、生大黄、白鲜皮、地肤子、马齿苋等清热燥湿、祛风止痒中药；慢性湿疹可选用当归、桃仁、益母草、鸡血藤、蛇床子等滋阴养血、润燥止痒中药。病变局限者，可局部溻洗或浸浴，皮损泛发者，可全身药浴，水温宜 38～43℃，微微发汗为佳，每次 20 分钟左右，每日或隔日 1 次。

（4）中药封包：适用于慢性湿疹偏肥厚或结节性皮损。将苦参、益母草、甘草、黄柏、马齿苋等中药打粉，加入蜂蜜、凡士林等基质制作成软膏，或选用普连膏等制剂，涂抹于皮损处，再予以敷料或保鲜膜封包1~2小时/次，每日1~2次，可于保鲜膜上扎孔透气，以皮肤有潮热感为宜。

（5）中药熏蒸：适用于慢性湿疹皮损偏肥厚且无明显渗出者。根据辨证选用不同组方中药（具体方药可参照中药药浴疗法）煎液浓缩后，放入中药熏蒸机，通过中药蒸汽熏蒸患处，温度以耐受为宜，每次20分钟，每日或隔日1次。

（6）中药喷雾：适用于急性或亚急性湿疹，瘙痒灼热明显者。根据不同皮损情况选用不同方药煎液或制剂，如黄柏溶液、三黄溶液等，加入医用超声雾化机，利用超声波将中药溶液震动雾化喷洒皮损患处，使药物与皮损充分接触并快速吸收达到止痒的治疗效果；或根据辨证处方制作成瓶装喷雾剂直接外喷患处，2~3次/日。

（7）针刺疗法：适用于湿疹各个阶段。辨证选穴，每日或隔日1次。瘙痒剧烈者可加电针治疗。

（8）刺络拔罐疗法：适用于慢性湿疹，皮损肥厚、苔藓样变或瘙痒患处。常规皮肤消毒后用一次性梅花针叩刺肥厚皮损，或以三棱针于患处快速点刺，以叩刺部位微微出血或出血如珠为佳，再行拔火罐，每日交替更换不同部位治疗，需隔日1次。

（9）火针疗法：适用于局限性慢性湿疹，皮损肥厚浸润明显者。每周1次。

（10）穴位埋线疗法：适用于慢性顽固性湿疹，辨证选穴埋羊肠线，两周1次，4次为一个疗程。

（11）耳穴疗法：适用于亚急性和慢性湿疹。选取耳穴，局部贴压王不留行籽，每日按压数次，以微痛或麻胀感为度。每次每穴按压20秒，2~4次/天，每3~5天重新敷贴。

（12）艾灸疗法：适用于慢性湿疹。可选择穴位行艾条回旋灸、艾炷隔物灸及温针灸等灸法，根据辨证选择不同的穴位，常用穴位有足三里、丰隆、三阴交、曲池、血海等。也可于皮损处进行熏灸疗法。每日或隔日1次，4周为一个疗程。

⇨ 问题 200：针对湿疹，常用的西医治疗方法有哪些？

答：针对湿疹，常用的西医治疗方法包括外用药物和口服药物。

（1）外用药：①急性期无渗液者可选用氧化锌油；②急性期渗液多者用 3% 硼酸溶液湿敷；③亚急性期可选用糖皮质激素乳剂、糊剂；④慢性期选用强效外用激素，肥厚性皮损可在外用激素前 20 分钟涂抹保湿剂或角质软化剂，如 20% 尿素软膏、5%～10% 水杨酸软膏或 0.1% 维 A 酸乳膏。面部皮肤应慎用糖皮质激素类药物。

（2）口服药：①抗组胺药；②维生素 C；③钙剂；④糖皮质激素；⑤抗微生物药物：继发严重细菌感染或严重病毒感染时选用；⑥免疫抑制剂。

⇨ 问题 201：日常生活中，湿疹患者应如何调护？

答：日常生活中，湿疹患者的调护应注意以下几个方面。

1. 饮食调节

饮食应以清淡为主，尽量避免容易过敏的食物，少吃腥、辣、油腻、辛香的刺激性食物，如鱼、虾、蟹、牛肉、羊肉、蛋、奶制品、浓茶、咖啡、烟酒、芒果、咖喱、茴香、香菜、韭菜、芹菜、姜、葱、蒜等。平时还应少吃冷饮及凉食，患湿疹的婴幼儿，尽量母乳喂养。

2. 正确清洁皮肤

湿疹患者平时要控制洗澡次数，夏季每天一次，冬季一周 1～2 次，以淋浴为佳。避免热水烫洗和用力搓擦，少用沐浴露、香皂，选中性温和的沐浴产品，洗澡时间不宜过长，洗完后及时在患处涂药。

3. 选择合适的衣被

优先选棉质或天然纤维材质的衣服、被套，少穿化纤及毛料衣服。平时要注重衣服和床铺的清洁，避免接触过敏原。

4. 心理调节

保持放松心态，避免紧张、焦虑、压抑等负面情绪，避免过度疲劳。

5. 保持良好的生活习惯

合理运动，避免熬夜、忌烟酒。可选择慢跑、快走、爬山、站桩等适合自己的运动方式进行适当的运动锻炼，避免剧烈运动。

6. 生活自然环境

维持环境温度和湿度适宜；新装修房屋多通风，减少化学物过敏风险；不养宠物，远离花草树木多的地方，避免花粉、尘螨等过敏原。同时，别让患处长时间受风或暴晒，防止皮肤干燥而加重病情。

7. 避免过度搔抓

过度搔抓可能会加重或继发皮肤破溃、感染。

8. 注意保湿

对一些皮肤干燥的湿疹患者，沐浴后适当涂抹一些保湿润肤的乳剂。

9. 选择合适的治疗方案

湿疹病因复杂，不同症状的皮疹处理方法不同。建议前往专科医院，在专业医生指导下规范用药。

（黄丽娇）

三、银屑病

⇨ **问题 202：什么是银屑病？**

答：银屑病是一种常见的慢性炎症性皮肤病，因其状如松皮、形如疹疥，抓挠后易起白皮，故中医学称为"白疕"。患病后，皮疹处覆盖多层银白色鳞屑，抓挠或刮除时，会脱落白色糠秕状皮屑，此为"刮蜡现象"；继续刮除，下方会显露出一层发亮的淡红色半透明薄膜，即"薄膜现象"；再轻刮薄膜，可见点状出血，宛如被匕首刺伤，这种"点状出血现象"是银屑病区别于其他皮肤病的重要特征。作为慢性疾病，银屑病不仅影响皮肤外观，还易反复发作，给患者身心带来双重负担。

⇨ 问题203：银屑病的典型表现有哪些？

答：银屑病的典型皮损初起为粟粒至扁豆大小的炎性红色丘疹，常呈点滴状散在分布，随后迅速增大。丘疹表面覆盖着多层银白色鳞屑，状如云母，极具辨识度。当轻轻剥离这些鳞屑后，会依次出现"薄膜现象"和"筛状出血"。

银屑病在我国男性患病率高于女性，城市患病率高于农村，北方患病率高于南方；患者以青壮年患者为多，其中21～30岁的占比最高。银屑病发病率高，易复发，病程较长，对患者的身体健康和精神影响很大，本病可有家族史。起病缓慢，易于复发。常有明显季节性，一般冬重夏轻。

⇨ 问题204：银屑病是怎样引起的？

答：银屑病的发病机制较为复杂，遗传、免疫系统和外部环境因素是银屑病发病过程中的重要因素。

（1）感染因素：根据流行病学研究，急性上呼吸道感染是银屑病的重要诱因，常于病毒或细菌感染后发病。病毒感染方面，天花类病毒（主要为牛痘病毒）可能与发病相关；细菌感染会引发身体变态反应，其中儿童扁桃体和上呼吸道感染最为常见。

（2）遗传因素：部分患者呈现明显家族患病倾向，它是由多因素决定的遗传性疾病。现代遗传学研究表明，丝氨酸的缺乏会加剧银屑病的皮肤炎症，从而参与银屑病的整个发病过程。

（3）精神因素：银屑病属于心身疾病的范畴，长期精神过度紧张、疲劳、恐惧、失眠，或激烈争吵、神经创伤（如脑震荡）等，都可诱发此病。同时，由于银屑病会损害外观，也会反过来对患者心理造成负面影响，形成恶性循环。

（4）内分泌因素：女性患者的病情与月经、妊娠关系密切，多数患者在月经期、妊娠期病情改善，分娩后又可能复发或加重。肥胖是银屑病等多种皮肤病的重要发病因素。高脂膳食会导致肥胖，损伤银屑病患者脂肪细胞，引发功能异常，并与机体炎症反应相关。

（5）代谢因素：目前认为，银屑病可能与糖和酶的代谢障碍有关。

（6）外伤因素：外伤后出现银屑病皮损较为常见，如碰伤、注射、接种、虫咬、灼伤、抓挠等均可诱发。有时，手术部位、种痘瘢痕处经撕裂或摩擦，也会成为首个皮损出现的位置。

（7）物理刺激：寒冷、潮湿、干燥等气候因素，以及日光、紫外线照射都可能影响病情；大量饮酒，食用辛辣、腥发之物也可能诱发。

（8）药物因素：有些药物可诱发或加重病情，如普萘洛尔（心得安）、抗疟药等。

问题 205：寻常型银屑病可分为几期？

答：银屑病根据临床表现可分为寻常型、关节型、脓疱型及红皮病型。寻常型占 90% 以上，其他类型多由寻常型发展而来。根据病情进展可分为三期。

（1）进行期：新出皮疹不断增多，迅速扩大，皮损潮红；舌质红，舌苔薄黄或白，脉弦滑或数。

（2）静止期：皮损肥厚浸润，经久不退，皮损颜色暗红；舌质紫暗或有瘀点、瘀斑，脉细缓。

（3）消退期：原有皮损部分消退，皮损干燥淡红；舌质淡，舌苔少或薄白，脉缓或沉细。

问题 206：血热型银屑病患者有哪些临床表现，推荐什么中医食疗方调养呢？

答：血热型银屑病患者皮疹鲜红，反复出现，红斑增多，刮去鳞屑可见发亮薄膜，点状出血。可有不同程度瘙痒，伴心烦口渴，尿黄，大便秘结。舌质红，舌苔黄或黄腻，脉弦滑或数。

中医食疗推荐荷叶粥、百合地黄粥、百合洋参茶。

1. 荷叶粥

（1）原料：荷叶 20g，粳米 100g，冰糖适量。

（2）制法：将粳米淘洗干净，把荷叶放入砂锅内，加水煎煮约 15 分钟，去渣留汁，加入粳米煮至米烂粥稠，加入红糖调味即可。

（3）用法：可作为早餐粥食用。

（4）功效：有助于缓解银屑病的红斑、脱屑等症状。

（5）注意事项：该粥主要适宜血热的人群，脾胃虚寒者慎用。

2. 百合地黄粥

（1）原料：生地黄 20g，鲜百合 20g，蜂蜜适量，粳米 100g。

（2）制法：将百合、生地黄洗净，加水适量浸泡 30 分钟，煎汁去渣。粳米洗净。将地黄汁、百合汁、粳米同放锅内，加水煮粥，加蜂蜜调味服。

（3）用法：可作为早餐粥食用。

（4）功效：滋补肝肾，养阴清心。

（5）注意事项：过量服用可能会导致身体不适。一般来说，每日可服用一至两次，温热时服用效果更佳。孕妇、风寒咳嗽者、脾虚大便稀溏者以及对百合或地黄过敏者禁食。在服用百合地黄粥期间，应避免食用生冷、辛辣、油腻以及鱼虾等刺激性食物，以免影响药效。

3. 百合洋参茶

（1）原料：干百合 15g，西洋参 1g，枸杞子 3g，竹叶 1g。

（2）制法：将原料混合后以沸水冲泡 10 分钟即可。

（3）用法：可代茶饮。

（4）功效：滋阴润肺。

（5）注意事项：风寒咳嗽、阳虚水寒者及过敏体质者应避免饮用，以免出现胃肠道不适。在饮用百合洋参茶期间，应避免食用生冷、辛辣、油腻以及刺激性食物，以免影响药效。此外，西洋参不宜与藜芦同用。

问题 207：血燥型银屑病患者有哪些临床表现，推荐什么中医食疗方调养呢？

答：血燥型银屑病患者疹色淡红，鳞屑较多而干燥，病程迁延日久，原发皮损部分消退。可有瘙痒，口干咽燥，大便干结。舌质淡红，苔白，脉细。

中医食疗推荐当归生地粥、枸杞山药粥、合欢花夜交藤茶。

1. 当归生地粥

（1）原料：当归 10g，生地黄 10g，大米 100g。

（2）制法：取当归、生地黄，洗净后加水先浸泡 30 分钟。米泡好后，先把当归、生地黄放入砂锅内加水加热，大火煮沸后，转小火煎半小时。当归、生地黄煎好后取汁，加入大米，煮熟即可食用。

（3）用法：可作为早餐粥食用。

（4）功效：补血活血。

（5）注意事项：在食用当归生地粥期间，应避免食用生冷、辛辣、油腻以及刺激性食物，以免影响药效。

2. 枸杞山药粥

（1）原料：枸杞子 30g，山药 25g，粳米 50g，冰糖少许。

（2）制法：将山药洗净，切成细条。枸杞子加适量清水煎煮，去渣取汁以汁代水，放入锅内，与淘洗干净的粳米一同煮沸后，放入山药片，煮至米烂粥稠，加入冰糖，搅拌均匀，待其完全溶化后即可食用。

（3）用法：可作为早餐粥食用。

（4）功效：健脾补血。

（5）注意事项：大便燥结者不宜食用。过敏体质者可能对山药，应谨慎服用，避免过敏。

3. 合欢花夜交藤茶

（1）原料：合欢花 10～15g，夜交藤 15～30g，蜂蜜适量。

（2）制法：将清洗好的药材放入茶杯或茶壶中，加入适量的沸水冲泡。盖上盖焖泡 10～15 分钟后，即可饮用。加入适量的蜂蜜调味。

（3）用法：可代茶饮。

（4）功效：解郁安神，活血消斑。

（5）注意事项：孕妇应避免饮用，对合欢花或夜交藤过敏者应禁用。患有严重心脏病、高血压等疾病的患者应在医生指导下饮用。

⇨ 问题208: 血瘀型银屑病患者有哪些临床表现，推荐什么中医食疗方调养呢？

答：血瘀型银屑病患者皮损肥厚浸润，颜色暗红，鳞屑紧固。病程迁延，瘀斑局限，经久不退，有不同程度瘙痒。舌质暗红或见瘀斑、瘀点，苔薄，脉细涩。

中医食疗推荐桃仁红花粥、参楂粳米粥、益母草茶。

1. 桃仁红花粥

（1）原料：桃仁10g，红花6g，粳米50g，红糖适量。

（2）制法：将桃仁捣烂和红花一起煮20分钟之后去渣。将粳米加水煮至五分熟的时候加入药汁继续煮，直到煮烂最后加入红糖即可。

（3）用法：可作为早餐粥食用。

（4）功效：活血化瘀。

（5）注意事项：孕妇禁用，月经量大、淋沥不断的女性慎用，平素大便稀薄者不宜服用。

2. 参楂粳米粥

（1）原料：生山楂5~6个，丹参10g，粳米200g，红糖适量。

（2）制法：先将丹参加水熬煮取汁。山楂去核、切片，将丹参熬取的药汁、山楂、粳米放入砂锅内，煮熟。加入红糖调味。

（3）用法：可作为早餐粥食用。

（4）功效：活血消斑。

（5）注意事项：孕妇应避免食用，脾胃虚寒的患者应在医生指导下食用。

3. 益母草茶

（1）原料：益母草10g。

（2）制法：将益母草以沸水冲泡10分钟即可。

（3）用法：可代茶饮。

（4）功效：活血化瘀，清热消斑。

（5）注意事项：避免过量饮用，建议饭后半小时左右饮用。

问题 209：脾虚湿蕴型银屑病患者有哪些临床表现，推荐什么中医食疗方调养呢？

答：脾虚湿蕴型银屑病患者皮损表现为淡红色，呈浸润性肥厚改变，常伴潮湿、渗出；搔抓破损后渗出加剧，表面可见鳞屑附着。皮损好发于腋窝、脐周、腹股沟等部位，阴雨天加重。患者形体肥胖，面色㿠白，身体困重或有浮肿，倦怠乏力或气短懒言，甚则嗜睡，口淡不渴，纳呆、纳少，或恶心欲呕，腹胀，大便溏或完谷不化。舌胖，边有齿痕，舌色淡白或淡暗，苔白滑或白腻，脉细滑或脉濡。

中医食疗推荐红枣莲子粥、茯苓粳米粥、枸杞薏米茶。

1. 红枣莲子粥

（1）原料：大枣6颗，莲子10g，大米100g。

（2）制法：将浸泡好的莲子、洗净的粳米和大枣一起放入砂锅中，加入适量清水。先用大火煮沸，然后转小火熬煮。煮熟后，可以加入冰糖或盐调味。

（3）用法：可作为早餐粥食用。

（4）功效：健脾养胃、祛湿。

（5）注意事项：糖尿病患者应谨慎食用。

2. 茯苓粳米粥

（1）原料：茯苓30～50g，粳米50～100g，生姜3g。

（2）制法：将茯苓、粳米、生姜清洗干净。将茯苓和生姜放入锅中，加入适量的清水，用大火煮沸后转小火煎30分钟，煎煮好取汁，然后加入清洗后的粳米，继续用大火煮沸。煮沸后用小火熬煮至熟，其间要不断搅拌以防止煳底。当粥变得浓稠时，可以加入适量的食盐、味精和胡椒粉调味即可。

（3）用法：可作为早餐粥食用。

（4）功效：利水渗湿，健脾和胃。

（5）注意事项：阴虚口干舌燥者不宜食用。

3. 枸杞薏米茶

（1）原料：枸杞子10g，薏米10g。

（2）制法：将枸杞子、薏米等原料以沸水煎煮 10 分钟即可。

（3）用法：可代茶饮。

（4）功效：清肝明目，健脾祛湿。

（5）注意事项：肾脏疾病患者慎用。

⇨ 问题 210：湿热型银屑病患者有哪些临床表现，推荐什么中医食疗方调养呢？

答：湿热型银屑病患者皮损色鲜红或潮红，可见潮湿、糜烂或见渗液，鳞屑黄腻，瘙痒明显。皮损多发生在腋窝、乳下、腹股沟等皱褶部位或身体屈侧，偏湿热者春夏季节皮疹加重或反复。患者形体肥胖，身体困重，头发、面部易油腻，头重如裹，口渴不多饮，口苦，小便黄，便溏或大便黏腻，带下量多。舌红苔黄腻，脉数或滑或濡。

中医食疗推荐苦瓜粥、莲子薏米粥、茯苓薄荷茶。

1. 苦瓜粥

（1）原料：苦瓜 20g，大米 200g。

（2）制法：将处理好的苦瓜和大米放入锅中，加入适量的水。大火煮沸后转小火熬煮至熟，即可食用。

（3）用法：可作为早餐粥食用。

（4）功效：清热祛湿。

（5）注意事项：脾胃虚寒者不宜多食，肾结石患者慎食。

2. 莲子薏米粥

（1）原料：薏米 15～30g，莲子 25～50g，粳米 75～100g，冰糖适量。

（2）制法：将薏米、粳米和莲子分别洗净、备用。莲子可以先用水浸泡 30～60 分钟。将洗净的薏米和粳米放入锅中，加入适量的水。先用大火煮沸，然后转小火熬煮。当薏米和粳米煮至半熟时，加入泡好的莲子继续煮。煮熟后，加入适量的冰糖调味。

（3）用法：可作为早餐粥食用。

（4）功效：健脾清热利湿。

（5）注意事项：孕妇、哺乳期妇女、糖尿病患者等应在医生指导下谨慎食用或避免食用。

3. 茯苓薄荷茶

（1）原料：茯苓 10g，薄荷 10g。

（2）制法：将处理好的茯苓放入茶壶中，加入适量的清水。大火煮沸后转小火继续煮 10～15 分钟，加入薄荷，2 分钟后即可饮用。

（3）用法：可代茶饮。

（4）功效：益脾除湿，解表透达。

（5）注意事项：阴虚火旺、孕妇等慎用。服用其他药物时，需咨询医生。

问题 211：肝气郁结型银屑病患者有哪些临床表现，推荐什么中医食疗方调养呢？

答：肝气郁结型银屑病患者皮损颜色暗红或紫红，症状的发生、复发或加重与情绪变化有关（如情绪受刺激、心理压力增大、紧张焦虑），皮疹变化可与女性月经周期、妊娠、月经不调、经行乳房胀痛等有关。可见情志抑郁，紧张焦虑，心烦急躁易怒，胸胁或少腹胀闷，善太息，口苦，上腹胀满，或食后上腹胀满。舌紫暗或舌有瘀斑、瘀点，舌下络脉青紫或粗张、迂曲，脉弦。

中医食疗推荐桑椹枸杞猪肝粥、合欢花粥、玫瑰花茶。

1. 桑椹枸杞猪肝粥

（1）原料：粳米 200g，猪肝 100g，桑椹 20g，枸杞子 20g。

（2）制法：将粳米淘洗干净，用冷水浸泡半小时后捞出沥干；猪肝洗净后切成薄片，桑椹，枸杞子洗净后用温水泡开，备用。将粳米放入锅中，加入约 1000mL 冷水，大火烧沸。再加入桑椹、枸杞子和猪肝片。改用小火慢慢熬煮，直至粳米熟烂。此时加入适量的盐拌匀，即可食用。

（3）用法：可作为早餐粥食用。

（4）功效：补益肝肾。

（5）注意事项：糖尿病患者忌食。

2. 合欢花粥

（1）原料：合欢花 30g，粳米 100g，红糖适量。

（2）制法：将合欢花（布包），和粳米放入锅中，加入适量的水煮沸后，转小火慢慢熬煮，至米煮烂可以服用。

（3）用法：可作为早餐粥食用。

（4）功效：养心安神、理气解郁。

（5）注意事项：孕妇禁用。

3. 玫瑰花茶

（1）原料：玫瑰花 20g，蜂蜜适量。

（2）制法：将适量的干玫瑰花（或鲜玫瑰花）用开水洗净，放入茶壶或茶杯中。将沸水倒入，滤出茶水即可饮用。

（3）用法：可代茶饮。

（4）功效：疏肝解郁。

（5）注意事项：适量饮用。冲泡水温在 80～90℃为宜。

⇨ 问题 212：银屑病常用的中医外治方法有哪些？

答：中医外治法能直接作用于皮肤，快速缓解银屑病的鳞屑、红斑等症状，调理气血。常见方法如下。

（1）药浴疗法：用马齿苋、苦参、侧柏叶、桃叶、徐长卿、蛇床子、苍耳子、千里光、黄柏、地骨皮、白鲜皮等中药煎水取出药液，水温 40 度进行药浴，可去鳞屑、止痒，改善血液循环，适合各型银屑病静止或退行期。一般每 1～3 日一次，每次 20～30 分钟。

（2）熏蒸疗法：将生地黄、牡丹皮、草河车、野菊花等中药煎煮，用蒸汽熏蒸全身，能疏通脉络、运行气血。

（3）湿敷疗法：用生地黄、金银花等中药水煎液浸湿纱布敷患处，每周 2 次，每次 10～20 分钟，可抑制渗出、消肿。

（4）涂擦疗法：进行期以凉血解毒为主，可选用白凡士林、硅霜、芩柏膏、黄连膏、青黛膏，禁用刺激性强的药物。静止期和退行期以润肤止痒、化瘀散结为主，每日 1 次。

（5）针刺治疗：辨证选穴与皮损部位选穴相结合，每日或隔日 1 次，10 次为一个疗程，间隔 10 日再行第二个疗程。

（6）刺络放血疗法：用 7 号针头扎破皮肤放血，常与拔罐相配使用。每周 2～3 次，5 次为一个疗程。

（7）刺血拔罐疗法：取穴后，采用小号三棱针点刺，立即拔火罐，出血少许后撤除，根据皮肤情况留罐 10～15 分钟，隔日 1 次，15 次为一个疗程。

（8）艾灸疗法：将艾条一端点燃，在距离患处皮肤 1 寸左右进行局部熏灼，灸至皮肤红晕。每日 1～2 次，每次 15～20 分钟，10 次为一个疗程。或取阿是穴（顽固、肥厚皮损区），用新鲜大蒜（去皮）捣烂如泥敷贴在阿是穴上，艾炷间隔 1.5cm 放置 1 壮，然后依次点燃，灸至局部热痒灼痛不可忍受为度，避免起疱。每周 2～3 次。

（9）火针疗法：将针烧红刺入病灶，每周 1 次，4 次为一个疗程。

（10）耳穴治疗：用王不留行籽贴在耳穴，每周 1 次，4 次为一个疗程。

（11）穴位注射：在肺俞、督俞、曲池、血海等穴位注射药液，隔日 1 次。

⇨ 问题 213：银屑病常用的西医治疗方法有哪些？

答：银屑病常用的西医治疗方法包括药物治疗和非药物治疗。

1. 药物治疗

（1）外用药：①润肤剂；②角质促成剂；③角质松解剂；④地酚；⑤维 A 酸类；⑥维生素；⑦维生素 D_3 衍生物；⑧糖皮质激素；⑨钙调磷酸酶抑制剂；⑩细胞毒性药物等。

（2）口服药：①甲氨蝶呤；②环孢素；③维 A 酸类；④抗感染药物；⑤糖皮质激素；⑥硫唑嘌呤；⑦羟基脲；⑧生物制剂等。

2. 非药物治疗

（1）光照疗法：是治疗银屑病的重要方法，主要包括紫外线照射、308nm 准分子激光等，可以发挥降低炎性细胞因子含量、诱导细胞凋亡和免疫调节的作用。

（2）水浴法：通过温度调节、微生物成分、免疫调节、神经因子分泌和血流动力学等多种机制，改善银屑病皮损，每周 1 次，10 次为一个疗程。

问题 214：在日常生活中，银屑病患者应如何调护？

答：日常生活中，银屑病患者应从如下几个方面入手做好调护。

1. 饮食禁忌

避免辛辣、刺激性食物及海鲜等发物，谨慎食用牛奶、鸡蛋、花生等易过敏食物，减少病情加重风险。

2. 生活管理

治愈后巩固治疗 2～3 个月；注意保暖防潮，预防感冒，及时处理扁桃体炎等感染病灶；每周 3～5 次散步、游泳等有氧运动，每次 30 分钟以上，避免剧烈运动。

3. 睡眠调节

保持规律作息，每晚保证 7～8 小时睡眠，不宜熬夜，营造安静睡眠环境，睡前不使用电子设备。

4. 心理调节

通过深呼吸、冥想等方式缓解精神压力；主动寻求亲友或心理咨询师支持，保持积极心态应对疾病。

5. 皮肤护理

淋浴水温适中，禁用烫洗及刺激性药物；选择温和洗护产品，浴后及时涂抹保湿霜；穿宽松衣物，避免皮肤摩擦；减少阳光暴晒和寒冷刺激，定期复诊调整治疗方案。

（李　玉）

四、鱼鳞病

问题 215：什么是鱼鳞病？

答：鱼鳞病是一种遗传性角化障碍性皮肤病，主要表现为四肢伸侧或躯干部出现大量干燥、粗糙且形如鱼鳞的角化性鳞屑。其症状具有季节性特点，寒冷干燥季节会加重，温暖湿润季节则有所缓解。因皮肤干燥、状如蛇皮，故得名"鱼鳞病"，中医学又称其为"蛇身""蛇皮癣"。

➡ 问题 216：鱼鳞病的典型表现有哪些？

答：寻常型鱼鳞病作为鱼鳞病最常见的类型，婴幼儿时期便可发病，症状冬重夏轻，多发生于下肢尤其是小腿部位，四肢皱褶处较少累及。其典型表现为淡褐色至深褐色的菱形或多角形鳞屑，鳞屑中央固定、边缘游离，如鱼鳞状。皮损表现轻重不一，轻者仅冬季皮肤干燥，无明显鳞屑，搔抓后有粉状落屑，称为干皮症；或于毛囊口见有针尖大小与毛囊一致的褐色或淡褐色鳞屑，无自觉症状，称为毛囊性鱼鳞病。常见症状除皮肤干燥外，还有灰褐色或深褐色"蛇皮状"鳞屑，中央固着，边缘游离；亦有鳞屑呈灰白色，带有云母状光泽者，称为光泽性鱼鳞病；严重者则角质增殖异常显著，表面粗糙，呈棘状或乳头状隆起，表面暗灰或灰褐，犹如树皮者。

➡ 问题 217：鱼鳞病是怎样引起的？

答：鱼鳞病的发生与多种因素相关。

（1）遗传因素：基因突变会影响皮肤细胞的繁殖或脱落速度导致鱼鳞病。遗传性鱼鳞病在婴幼儿时期症状可能较重，亲代一方或双方患病的家庭中常有多人罹患，且无性别差异。患者通常幼年发病，随年龄增长症状加剧，青春期最为显著。

（2）环境因素：环境是引起鱼鳞病进展的一个重要因素。长期生活在过度寒冷或过度干燥的环境中会使皮肤长期缺水，加重鱼鳞病症状。因此，保持皮肤清洁与保暖对预防病情进展十分重要。

（3）精神因素：精神因素同样可能影响鱼鳞病的发病。长期压抑、暴躁、过度紧张或遭受较大刺激，可能通过引发体内激素紊乱导致鱼鳞病加重。

（4）营养因素：营养不均衡或营养缺乏也可能增加患鱼鳞病的风险。维生素 A 缺乏将会引起本病加重，因此需注意饮食均衡，补充必要营养。

问题 218：鱼鳞病可分为几类？

答：鱼鳞病主要分为以下四种类型。

（1）寻常型鱼鳞病：最常见，婴幼儿即可发病，症状冬重夏轻，多累及下肢伸侧，尤以小腿伸侧最为显著，四肢屈侧及皱褶部位多不累及。典型皮损是淡褐色至深褐色菱形或多角形鳞屑，鳞屑中央固定、边缘游离，如鱼鳞状。

（2）板层状鱼鳞病：出生时全身覆有一层广泛的火棉胶板样角质膜，2周左右开始脱落，严重者鳞屑厚如铠甲，肢体屈侧、褶皱部位及外阴症状最重。

（3）先天性大疱性鱼鳞病样红皮病：出生后不久突然出现全身弥漫性红斑，伴水疱和大疱，易破溃成糜烂面；数日后红斑消退，出现广泛鳞屑及局限性角化性丘疹，皮肤皱褶处更明显，呈现"豪猪"样外观，常继发感染，严重时可因败血症、水电解质紊乱危及生命。

（4）先天性非大疱性鱼鳞病样红皮病：出生时全身皮肤紧张、潮红，覆有细碎鳞屑，伴紧绷感，面部常受累，可见睑外翻，随年龄增长病情逐渐减轻，多数在青春期趋于好转。

问题 219：血虚风燥型鱼鳞病患者有哪些临床表现，推荐什么中医食疗方调养呢？

答：血虚风燥型鱼鳞病患者皮肤干燥粗糙，上覆灰白至浅褐色细小鳞屑，症状冬重夏轻；可伴轻度瘙痒，面色无华偶有头晕、心悸；舌质淡，苔薄白，脉细。

中医食疗推荐蜂蜜浮萍粥、红糖阿胶粥、黄精玉竹饮。

1. 蜂蜜浮萍粥

（1）原料：蜂蜜 20g，浮萍 50g，大米 200g。

（2）制法：将浮萍去杂质，洗净晒干研成极细末，加入蜂蜜、大米煮 30 分钟，粥烂加入蜂蜜即可服用，每日 1 次。

（3）用法：可作为早餐粥食用。

（4）注意事项：不宜过量食用，血糖高者不加蜂蜜。

2. 红糖阿胶粥

（1）原料：阿胶10g，红糖20g，粳米100g。

（2）制法：阿胶用开水烊化备用。锅内注水500mL，放入粳米、阿胶，用大火煮沸后，改小火再熬1小时至熟烂，加入红糖调味即成。

（3）用法：可作为早餐粥食用。

（4）注意事项：脾胃虚弱者慎用。

3. 黄精玉竹饮

（1）原料：黄精30g，玉竹15g，糖适量。

（2）制法：锅中注水，放入黄精、玉竹，以小火煎煮半小时，滤去药渣后，调入糖即可。

（3）用法：可代茶饮。

（4）注意事项：服用期间，避免食用辛辣、油腻、生冷等刺激性食物，保持良好的作息习惯。脾虚湿阻、痰湿壅滞、气滞腹满者不宜使用。

问题220：瘀血阻滞型鱼鳞病患者有哪些临床表现，推荐什么中医食疗方调养呢？

答：瘀血阻滞型鱼鳞病患者皮肤弥漫性角化，干燥粗糙，上覆深褐色鳞屑，可伴双手掌跖角化，甚则皲裂疼痛，常伴面色晦暗，双目暗黑；舌质紫暗或有瘀斑，脉涩。

中医食疗推荐桑椹丹参粥、芎归乌鸡汤、橘红饮。

1. 桑椹丹参粥

（1）原料：桑椹15g，丹参10g，大枣30g，粳米60g。

（2）制法：将桑椹、丹参、大枣洗净，粳米淘洗干净。锅内注水，放入粳米、桑椹、丹参、大枣同煮至粥熟即可。

（3）用法：可作为汤羹日常食用。

（4）注意事项：孕妇、哺乳期妇女、有出血倾向者慎用，低血压者不宜食用。

2. 芎归乌鸡汤

（1）原料：川芎 20g，当归 20g，乌鸡 500g，生姜 3 片，大枣 20g，盐适量。

（2）制法：将当归、川芎洗净，乌鸡去毛及内脏、洗净，大枣去核，生姜洗净切片。锅中注水烧沸，放入乌鸡、当归、川芎、大枣、生姜后，改中火煲 3 小时，加盐调味即成。

（3）用法：可作为汤羹日常食用。

（4）注意事项：湿盛中满、大便溏泻者忌服。

3. 橘红饮

（1）原料：红花 5g，化橘红 10g，蜂蜜适量。

（2）制法：将红花、化橘红用冷水洗净备用。锅内注水，加入红花、化橘红煮沸，稍凉后调入蜂蜜即可。

（3）用法：可代茶饮。

（4）注意事项：饮用期间，应避免食用辛辣、油腻、生冷等刺激性食物，保持良好的作息习惯。

⇨ 问题 221：鱼鳞病常用的中医外治方法有哪些？

答：中医外治鱼鳞病以润肤、活血、祛风为主要原则，常用方法包括以下几种。

（1）中药涂擦疗法：取杏仁、桃仁各 30g，捣烂后与 60g 猪油调匀成膏，涂搽患处，每日 2 次。

（2）中药药浴疗法：取桃仁、当归、鸡血藤、黄精、白及、荆芥、王不留行各 30g，水煎外洗患处，每日 1 次。亦可根据病情可配合矿泉浴、淀粉浴等，增强滋润效果。

（3）针刺疗法：辨证选取穴位，每日针刺 1 次，10 次为一个疗程。

（4）中药外洗法：以白僵蚕、蛇蜕水煎外洗。

（5）耳穴埋针法：选取耳穴，将揿针埋入，每日轻压穴位 3～5 次，每次持续 1 分钟，7 日更换 1 次。

问题 222：针对鱼鳞病，常用的西药有哪些？

答：鱼鳞病目前尚无根治方法，西医治疗以改善皮肤症状、缓解角化和干燥为核心，主要包括口服药物和外用药物两类。

口服药物包括维生素 A、维 A 酸类药物、免疫抑制剂等。外用药物包括保湿剂与角质软化剂、角质溶解剂、糖皮质激素软膏、抗生素软膏等。

问题 223：日常生活中，鱼鳞病应如何调护？

答：日常生活中，鱼鳞病的调护应从如下几个方面入手。

1. 饮食调理

忌食辛辣刺激食物，多吃水果、蔬菜。鱼鳞病患者应多吃富含维生素 A、维生素 B、维生素 E 的食物，如葡萄、胡萝卜、白菜、猪肝、鸡肝、黄豆、红豆等；减少或避免摄入辛辣刺激性食物，如辣椒、花椒等。

2. 皮肤护理

使用温和的沐浴产品，避免使用碱性重的肥皂或刺激性产品。洗澡时避免用力搓洗，以免造成皮肤破损。洗澡后应及时涂抹身体乳或护肤油脂，保持皮肤的湿润。鱼鳞病患者不宜过多洗澡，尤其是在冬季，洗澡过勤可能会使皮肤更加干燥。有条件者可常洗矿泉浴，平时外涂羊油或润肤膏，使皮肤柔软，减少鳞屑。

3. 环境护理

注意保暖，避免寒冷刺激。使用加湿器以增加室内湿度，定期开窗通风，保持室内空气流通，保持环境卫生。

4. 心理护理

鱼鳞病患者需保持良好的心理状态，积极配合医生的治疗。

5. 运动护理

适当的运动可以帮助患者提高身体的免疫力，增强皮肤的抵抗力，减少皮肤疾病的发生。

6. 规律用药

鱼鳞病患者需要遵医嘱按时、按量服药，不可擅自增减药量。注意药物反应，如果身体出现严重不良反应，应及时与医生沟通。

（李　玉）

五、玫瑰糠疹

▷ **问题 224：什么是玫瑰糠疹？**

答：玫瑰糠疹是一种急性、自限性炎症性皮肤病，典型表现为皮肤上出现玫瑰色淡红斑疹，表面覆有糠秕样鳞屑。中医学称其为"风热疮""风癣"，认为其病因与外感风热、血热内蕴或血虚风燥相关。

▷ **问题 225：玫瑰糠疹有什么特点？**

答：玫瑰糠疹好发于青少年及青年人，春秋季多见；初发时躯干部常先出现单个玫瑰红色、长轴与皮纹一致且覆有糠秕样鳞屑的"母斑"，1～2周后躯干及四肢近端分批出现较多形态相仿但较小的"子斑"；病程具有自限性，多数4～6周可自行消退，少数可持续2～3个月甚至更久，且愈后通常不留瘢痕、复发罕见；多数患者无明显自觉症状，部分可有轻度瘙痒，少数伴发热、头痛等前驱表现。

▷ **问题 226：为什么会得玫瑰糠疹？**

答：玫瑰糠疹的病因尚未完全明确，目前认为可能与以下因素相关，且多为多种因素共同作用的结果

（1）生活方式不良：长期摄入辛辣、油腻食物或酗酒，可能刺激皮肤血管扩张，诱发或加重炎症；维生素（如维生素B、维生素C）缺乏可能影响皮肤代谢。过度清洁、使用刺激性护肤品或频繁热水烫洗，可能破坏皮肤屏障，降低抵抗力。

（2）免疫力降低：身体免疫力低下时，很容易被真菌、细菌、病毒入侵造成感染，可能诱发玫瑰糠疹。

（3）遗传易感性：部分家族中存在玫瑰糠疹聚集性发病现象，提示遗传因素可能影响个体对致病因素的易感性。

（4）季节与环境因素：玫瑰糠疹在春秋季多见，可能与季节交替时气温变化大、病毒活跃或皮肤屏障功能敏感有关。潮湿、高温环境可能增加皮肤微生物繁殖，或因汗液刺激加重皮肤负担，成为玫瑰糠疹的诱因。

⇨ 问题 227：玫瑰糠疹患者日常生活中应该注意什么？

答：玫瑰糠疹患者饮食上应避免辛辣刺激食物、酒精及海鲜等"发物"，以防加重瘙痒或诱发皮疹增多，可多吃富含维生素的清淡食物并多喝水；皮肤护理上用温水温和清洁，避免用力搓洗和刺激性洗护产品，洗澡后及时涂抹保湿乳；穿着宽松棉质衣物减少摩擦；注意休息、避免熬夜和过度劳累以增强免疫力；发病初期若伴呼吸道感染症状需清淡饮食；同时避免搔抓皮损，以免引发感染或色素沉着。

⇨ 问题 228：血热风燥型玫瑰糠疹患者有哪些临床表现，推荐什么中医食疗方调养呢？

答：血热风燥型玫瑰糠疹患者皮损为鲜红或玫瑰红斑片，上覆少量鳞屑，分布于躯干四肢，瘙痒，病程长，小便黄，便秘。舌红，苔薄，脉滑数。

中医食疗推荐藕节汤。

藕节汤

（1）原料：藕节 30g。

（2）制法：藕节加水煎煮取汁。

（3）用法：可代茶饮，每日 2 次。

（4）功效：清泻肺热，凉血化瘀。

⇨ 问题 229：血虚风燥型玫瑰糠疹患者有哪些临床表现，推荐什么中医食疗方调养呢？

答：血虚风燥型玫瑰糠疹患者病程已久，皮肤干燥，皮疹色淡红，鳞屑较多，或有剧烈瘙痒；伴有咽干。舌红，少津，脉沉细。

中医食疗推荐绿豆百合薏米粥。

绿豆百合薏米粥

（1）原料：薏米 50g，绿豆 25g，鲜百合 100g，白糖适量。

（2）制法：将鲜百合瓣成瓣，去内膜，绿豆、薏米加水煮至五成熟后加入百合，用文火熬粥，加白糖调味。

（3）用法：可作早餐粥或晚餐粥食用。

（4）功效：养阴清热，除湿解毒。

（5）注意事项：胃脘冷痛，便溏者不宜多食，糖尿病患者不宜。

问题 230：风热蕴肤型玫瑰糠疹患者有哪些临床表现，推荐什么中医食疗方调养呢？

答：风热蕴肤型玫瑰糠疹患者皮损淡红，上覆糠秕状鳞屑，上身分布为多，可有瘙痒，小便红赤，口干。舌红，苔白或薄黄，脉浮数。

中医食疗推荐菊花茶。

菊花茶

（1）原料：菊花 20g，金银花 20g，薄荷 15g，冰糖适量。

（2）制法：将上 4 味加水煮沸 3～5 分钟后加入冰糖即可。

（3）用法：代茶饮用。

（4）功效：疏风散热，清热解毒。

（5）注意事项：糖尿病患者不加冰糖。

问题 231：玫瑰糠疹患者的饮食禁忌有哪些？

答：玫瑰糠疹患者禁食海鲜，包括鱼（尤其是海鱼）、虾、海带、螃蟹、贻贝和其他食物。禁食包括芒果、杏、李子、桃子、银杏、杨梅、樱桃、荔枝、甜瓜等水果。禁食包括香椿头、白菜、芫荽、芥末、菠菜、豆芽、莴苣、茄子、茭白、韭菜、竹笋、南瓜、箭头、香菇、蘑菇等蔬菜。禁食包括鸡肉、鸡蛋、驴、鱼子、牛肉、羊肉、狗肉、鹅、野鸡等肉类。慎食刺激性食物，如葱、姜、大蒜、酒等。

⇨ 问题 232：玫瑰糠疹患者治疗中出现常见伴随症状怎么办？

答：本病的常见伴随症状多是轻度至中度的瘙痒或皮肤干燥。

1. 瘙痒

（1）外用药物：可以在皮损处外用中药外洗，如取苦参 30g，地榆 30g，马齿苋 30g，青蒿 30g，水煎外洗，清热凉血，祛风止痒。

（2）口服药物：如果瘙痒较明显且影响日常工作生活，可按医嘱口服抗组胺药，如氯雷他定、依巴斯汀等。

2. 皮肤干燥

（1）保湿剂：使用润肤保湿剂可以保持皮肤的湿润，减轻皮肤的干燥和脱屑。

（2）避免刺激：在玫瑰糠疹治疗期间，应避免使用会刺激皮肤的化妆品和清洁产品，选择温和的护肤品，保持皮肤的清洁和滋润。

（3）增强营养：在患有玫瑰糠疹期间，患者应注意均衡饮食，多摄入富含维生素、矿物质和蛋白质的食物，如水果、蔬菜、豆类等，以增强免疫系统，促进皮肤恢复。

⇨ 问题 233：玫瑰糠疹的中医外治方法有哪些？

答：中医外治玫瑰糠疹以清热凉血、祛风止痒、润肤解毒为核心，常用方法及经典方剂如下，需在中医师指导下辨证使用。

1. 中药药浴

取金银花、牡丹皮、赤芍、紫草、白鲜皮、蒺藜、蒲公英各 30g 煎汤，放凉至 40~50℃，沐浴 45 分钟。

2. 中药外洗

取生地黄、苦参、蛇床子、白芷、地肤子、野菊花、紫花地丁等中药水煎后，放凉至 40℃，外洗患处。

3. 中药熏洗

取马齿苋、连翘、黄柏、黄芩等中药水煎后，进行局部熏洗。

4. 熏洗泡浴

取当归、鸡血藤、丹参等中药水煎后，进行熏洗、泡浴，每次 20～30 分钟，每日一次，七日为一个疗程。

5. 中药涂擦

根据皮疹情况选用解毒、润肤、止痒的中药软膏涂擦皮疹处。

⇨ 问题 234：玫瑰糠疹怎么预防复发？

答：预防玫瑰糠疹的复发需从增强免疫力、优化饮食、强化皮肤护理及规避诱因等方面入手：保持规律作息，保证每日 7～8 小时睡眠，避免熬夜，每周进行 3～4 次适度运动（如快走、瑜伽）以提升免疫力；饮食上，均衡摄入富含维生素的食物，减少辛辣、油腻、高糖及易致敏食物，戒烟限酒；皮肤护理上，需使用温和洗护产品，避免热水烫洗和用力搓擦，洗澡后及时保湿，穿宽松棉质衣物减少摩擦；季节交替时，注意保暖和防晒，避免长时间处于潮湿或高温环境；通过冥想等方式缓解压力，保持心情舒畅，以降低发病或复发风险。

⇨ 问题 235：得了玫瑰糠疹要怎么调理？

答：得了玫瑰糠疹，应从以下几个方面做好调理。

1. 饮食调理

保持清淡饮食，多饮水，多吃新鲜蔬菜和水果，补充维生素；避免辣椒、咖啡、酒精、海鲜、牛羊肉等刺激性或易致敏食物，以防加重病情。

2. 规律作息

保证每日 7～8 小时充足睡眠，避免熬夜和过度劳累，通过听音乐、冥想等方式缓解压力；加强锻炼增强体质，提高机体抵抗力。

3. 皮肤护理

无症状或轻度皮损者可正常洗澡，使用温水（避免过热）和温和沐浴产品，禁用强碱性肥皂或搓澡巾，避免用力搓洗皮损；皮疹广泛或瘙痒明显时，减少洗浴频率，可选择中药药浴、熏洗，缓解炎症。

禁用碘酒、酒精、强酸强碱类外用药，以免加重皮肤损伤；瘙痒时勿搔抓或用热水烫洗，可轻拍或冷敷缓解。

洗澡后及时涂抹温和保湿乳（如含尿素、甘油的乳膏），保持皮肤湿润；穿着宽松棉质衣物，减少摩擦刺激。

4. 配合治疗

若皮疹较少、无明显不适，可暂不外用药物，观察即可；若瘙痒剧烈，可在医生指导下外用炉甘石洗剂或弱效糖皮质激素软膏（如氢化可的松）。

紫外线光疗需在专业医疗机构进行，治疗期间注意保护眼睛和生殖器，避免过量照射引发皮肤灼伤。

5. 日常监测

记录皮疹变化，玫瑰糠疹通常会自行痊愈，但在症状超过 3 个月未见好转、瘙痒影响正常生活、皮疹范围广泛或怀疑合并其他皮肤病时，建议及时就医。

（周阳礼）

第三节 水 疱 类

一、带状疱疹

⇨ **问题 236：什么是带状疱疹？**

答：带状疱疹是一种皮肤上出现成簇水疱，多呈带状分布，痛如火燎的急性疱疹性皮肤病。多数患者愈后很少复发，极少数患者可多次发病。好发于成年人，老年人病情尤重。中医学称为"蛇串疮""火带疮""蜘蛛疮"等。

问题 237：带状疱疹是怎样引起的？跟水痘有何区别？

答：带状疱疹和水痘的"罪魁祸首"都是水痘-带状疱疹病毒，只是在不同时期，表现为不同的疾病。儿童时期，感染水痘-带状疱疹病毒后，通常会患水痘。水痘痊愈后，病毒依然会潜伏在体内。当然，也有些人感染后并不出现水痘，只是隐性感染，甚至根本不知道体内已经有了水痘-带状疱疹病毒。在高龄、免疫力低下、外伤、劳累等因素的刺激下，体内潜伏的水痘-带状疱疹病毒可能会被再次"激活"，引发带状疱疹。

问题 238：带状疱疹有什么表现？

答：带状疱疹的表现主要包括以下几个方面。

1. 前驱症状

在皮疹出现之前，患者可能会有上呼吸道感染或流感样症状，如头晕、头疼、咳嗽、流鼻涕、浑身乏力等。局部可能会出现疼痛、感觉过敏、触痛、瘙痒等症状，但皮肤表面可能无明显异常。

2. 皮疹表现

皮疹通常出现在一定的神经分布区域，沿某一支神经走行分布，一般不超过身体正中线，如左侧出现则右侧很少累及。皮疹初起为小红斑点，继而形成小红丘疹，并迅速变成水疱。疱液清亮，周围有红晕。疱疹呈带状分布，数群疱疹沿神经走行排列，形成带状的水疱。水疱壁较薄，容易破溃。随着病情的发展，水疱内水液可能混浊化脓或呈血性。至5～10天，疱疹逐渐干燥结痂，痂皮脱落后，遗留暂时性淡红色斑迹或色素沉着。若无继发感染，色素沉着或斑迹会逐渐消失，愈后不留瘢痕。

3. 疼痛症状

疼痛是带状疱疹的主要症状之一，常表现为神经痛，可呈阵发针刺样、钝痛或刀割样疼痛等。疼痛程度轻重不等，与皮疹的严重程度无直接关系。部分患者可能未见疱疹而先出现疼痛，疼痛剧烈难忍，多伴有烦躁不安等症状。老年患者或免疫功能低下的患者疼痛可能更为剧烈，且可能持续更长时间。部分患者可能在疱疹消退后仍遗留顽固的剧烈疼痛，称为"带状疱疹后遗神经痛"。

4. 特殊表现

（1）无疹型带状疱疹：免疫功能较强的患者可能仅有典型的节段性神经痛而不出现皮疹。

（2）顿挫型带状疱疹：仅出现红斑、丘疹而不发生典型水疱即消退。

（3）大疱型带状疱疹：免疫功能低下的患者可能发生大疱。

（4）出血型带状疱疹：疱液内容呈出血性或形成血痂。

（5）坏疽型带状疱疹：老年人或营养不良的患者皮疹中心可能坏死，愈后留有瘢痕。

（6）双侧型带状疱疹：病毒可同时累及两个以上不相邻神经节，产生对称性或一侧同时有数个神经节分布区的损害。

5. 并发症

带状疱疹若继发感染，严重者可出现血疱、糜烂、溃疡等，愈后可能留下瘢痕。发生在特殊部位的带状疱疹还可能引起面瘫、耳聋、视力下降、听力下降、眩晕、尿潴留、大便失禁等并发症。

⇨ 问题 239：带状疱疹可以长在哪些部位？

答：全身都有可能，有感觉神经分布的地方就有可能长带状疱疹。最常见于胸背部和腰腹部，也可见于头面部、臀部以及四肢。带状疱疹病毒一般只在身体的一侧并只损伤一条神经。如果出现多部位带状疱疹，要高度怀疑患者是否合并了其他导致身体虚弱、免疫功能异常的疾病。

⇨ 问题 240：带状疱疹的高发人群有哪些？

答：带状疱疹好发于成人，通常来说，50 岁以上的老年人是带状疱疹的高发人群。除此之外，患慢性基础性疾病、存在自身免疫性疾病者（如类风湿关节炎、炎症性肠病等），以及恶性肿瘤患者、慢性肺病或肾病患者、器官移植患者、HIV 感染者均为带状疱疹的高发人群。

⇨ 问题 241：带状疱疹有传染性吗？

答：带状疱疹有传染性。人类是这种病毒的唯一宿主，它只在人与人之间传播。如果初次感染则表现为水痘，主要通过飞沫经空气途径传播；表现为带状疱疹时，则主要通过亲密接触传播，因为皮肤上出现的疱疹疱液和渗出液中，有大量的病毒存在。因此，带状疱疹在皮疹结痂之前，应注意尽量避免与他人接触，特别是与未建立特异性免疫的儿童接触，做好隔离保护。

⇨ 问题 242：已经得过带状疱疹了，还有必要接种疫苗吗？

答：得过带状疱疹仍有必要接种疫苗。有研究证实，带状疱疹发病确实会激发并增强机体针对带状疱疹病毒的特异性免疫，但是这种状态一般只能持续数年时间。对于 50 岁以上的人，就算既往得过带状疱疹，为了尽可能避免复发，也是有必要接种带状疱疹疫苗的。根据目前的研究数据统计，重组带状疱疹疫苗对 50 岁及以上的中老年人的带状疱疹保护效力均超过 90%，而且可以保护至少 20 年。带状疱疹目前的发病率并不低，随着年龄增长免疫功能逐渐下降，大约 1/3 的人在一生中会得带状疱疹。想要降低发病风险，最有效的手段就是接种带状疱疹疫苗。

⇨ 问题 243：接种带状疱疹疫苗后要注意什么？

答：接种疫苗后如出现轻微的肌痛、疲乏、头疼寒战、发热及注射部位疼痛、发红、肿胀等症状，属于正常免疫反应，一般会在 3 天内（多在 1~2 天）自行消退。接种后一周应多喝温开水，保证充足的睡眠，避免进食辛辣刺激食物或高蛋白食物（虾、蟹、海参等），避免剧烈运动。

⇨ 问题 244：带状疱疹治疗的主要目标是什么？
皮肤愈合了带状疱疹就痊愈了吗？

答：带状疱疹治疗的主要目标是避免后遗神经痛，不痛才算痊愈。带状疱疹疼痛超过三个月，则称为带状疱疹后遗神经痛，该阶段有三个特点：一是持续时间长，24 小时不间断，可持续数年，甚至终生；二是严重影响身心健康，导致焦虑抑郁、睡眠障碍、体重下降、血压升高甚至自杀风险；三是治疗困难，综合目前主要的治疗手段如口服药物、神经阻滞、射频脉冲、脊髓电刺激等，可逐步缓解疼痛，但难以根除疼痛。皮肤愈合并不意味着带状疱疹的"痊愈"。不要因为皮损的愈合而放松警惕，认为"痛"慢慢也会好的。事实上，疼痛存在就意味着神经损伤的存在，不积极治疗可能导致疼痛持续数年甚至终生，疼痛完全缓解才意味着神经完全修复。

▷ 问题 245：肝经郁热型带状疱疹患者有哪些临床表现，推荐什么中医食疗方调养呢？

答：肝经郁热型带状疱疹患者皮损鲜红，灼热刺痛，疱壁紧张，伴有口苦咽干，心烦易怒，大便干燥或小便黄。舌质红，苔薄黄或黄厚，脉弦滑数。

中医食疗推荐柴胡青叶粥、杞叶粥。

1. 柴胡青叶粥

（1）原料：大青叶 15g，柴胡 15g，粳米 30g，白糖适量。

（2）制法：锅中先放入大青叶、柴胡，加水 1500mL，煎至约 1000mL 时，去渣取汁，入粳米煮粥。待粥将成时，加白糖调味。

（3）用法：早晚分食，每日 1 剂，可连服数日。

（4）注意事项：脾胃虚寒者、孕妇应慎用。服用期间，避免过于油腻、辛辣等刺激性食物的摄入。

2. 杞叶粥

（1）原料：枸杞叶 30g，粳米 50g。

（2）制法：将枸杞叶择洗干净，备用。将粳米淘洗干净，放入锅中，加入适量的清水。用大火煮沸后，转小火慢熬。待米煮至半熟时，加入枸杞叶，继续熬煮至粥熟烂。最后，根据个人口味加入适量的调味品，搅拌均匀即可。

（3）用法：可作为早餐粥、午餐粥或晚餐粥食用。

（4）注意事项：脾胃虚寒者、孕妇、婴幼儿慎食。

问题 246：脾虚湿蕴型带状疱疹患者有哪些临床表现，推荐什么中医食疗方调养呢？

答：脾虚湿蕴型带状疱疹患者皮损色淡，疼痛不显，疱壁松弛，口不渴，食少腹胀，大便时溏。舌淡或正常，苔白或白腻，脉沉缓或滑。

中医食疗推荐齿苋薏米粥、薏米红豆煎。

1. 齿苋薏米粥

（1）原料：薏米 30g，马齿苋 30g，红糖适量。

（2）制法：先将薏米、马齿苋清洗干净备用，锅中加水 1500mL，再放入薏米、马齿苋，用大火煮沸后，转小火慢熬。最后，加红糖调味。

（3）用法：可作为早餐粥食用。

（4）功效：清热解毒，健脾利湿。

（5）注意事项：脾胃虚弱者不宜长期大量食用，孕妇和哺乳期妇女慎用。

2. 薏米红豆煎

（1）原料：薏米 30g，红小豆 15g。

（2）制法：锅中加水 1500mL，再放入薏苡仁、红小豆，用大火煮沸后，转小火慢熬。

（3）用法：早晚分服。

（4）功效：清热健脾利湿。

（5）注意事项：寒性体质、阳虚体质及孕妇慎用。

问题 247：气滞血瘀型带状疱疹患者有哪些临床表现，推荐什么中医食疗方调养呢？

答：气滞血瘀型带状疱疹患者皮疹减轻或消退后局部疼痛不止，放射到附近部位，痛不可忍，坐卧不安，重者可持续数月或更长时间；舌暗，苔白，脉弦细。

中医食疗推荐柴归陈皮蛋、当归佛手柑饮、莉花糖水。

1. 柴归陈皮蛋

（1）原料：柴胡 15g，当归 9g，陈皮 9g，鸡蛋 1 个。

（2）制法：四味一同煮熟。

（3）用法：吃蛋，饮汤，每天 1 剂，连服 6~7 天。

（4）功效：行气活血，健脾和胃。

（5）注意事项：孕妇或哺乳期妇女慎用。

2. 当归佛手柑饮

（1）原料：佛手柑鲜果 30g，当归 6g，米酒 30g。

（2）制法：以上三物一同入锅内，加水适量，煎煮。

（3）用法：每日 1 剂，可连用数日。

（4）功效：疏肝理气，养血活血。

（5）注意事项：孕妇、哺乳期妇女以及患有肝脏疾病等人群慎用。

3. 莉花糖水

（1）原料：茉莉花 5g，红糖适量。

（2）制法：将以上 2 种食材放养生茶壶内，加清水适量，煮至水沸去渣。

（3）用法：代茶频饮。

（4）功效：行气止痛，补血活血。

（5）注意事项：孕妇、哺乳期妇女以及糖尿病患者慎用。

⇨ 问题 248：带状疱疹常用的中医外治方法有哪些？

答：带状疱疹常用的中医外治方法包括如下几种。

（1）针灸治疗：通过针刺特定穴位，如夹脊穴、阿是穴等，来调节人体气血经络，达到止痛、促进疱疹愈合的目的。针灸治疗不仅可以疏通局部经络气血，缓解疼痛，还可以配合电针、艾灸等方法来增强疗效。针灸治疗对于带状疱疹后期的神经恢复也有很好的效果，尤其是散刺、围刺等方法，能够促进神经后遗症的恢复。

（2）放血拔罐：具有活血化瘀、祛邪排毒，促进局部血液循环，加速疱疹消退的作用。在疼痛部位用梅花针敲打至微出血，然后用火罐拔至出血处，留罐 10～15 分钟。拔罐疗法还包括闪罐、走罐等，对于疱疹后期遗留的神经痛也有一定的治疗效果。

（3）艾灸：用艾条在疼痛部位烧灼或熏烤，使局部产生温热或者轻度灼痛的刺激。艾灸具有温通经络、散寒止痛的作用，对于寒湿型带状疱疹尤为适用，能有效改善患者的疼痛症状。

（4）火针：通过特定的火针针具，将火针烧红后点刺疱疹部位，以刺破疱疹为度。火针具有温经散寒、疏通经络、激发经气，促进气血运行，强壮脏腑阳气，驱邪外出的作用，从而缓解带状疱疹引起的疼痛，减轻炎症反应，加速水疱吸收，预防后遗神经痛的发生。

（5）中药外敷：使用具有清热解毒、消肿止痛、收敛生肌作用的中药进行外敷，可以直接作用于疱疹部位，改善症状，促进疱疹的结痂和脱落。常用的中药包括黄芩、黄连、黄柏、大黄、苦参等，可以煎水局部湿敷，或者使用青黛散局部外敷。

（6）穴位注射：穴位注射即在针刺穴位上加神经阻滞药（维生素 B_{12} 注射液、利多卡因注射液及泼尼松注射液等药物），通过针刺刺激穴位，经穴和药物综合作用，可调节机体功能，治疗带状疱疹神经痛。

（7）特定电磁波谱（TDP）治疗仪照射：TDP 治疗仪是一种物理治疗仪器，可以通过特定波长的光线照射带状疱疹局部，促进局部温通经脉，改善血液循环，从而缓解疼痛和促进疱疹的愈合。

⇨ 问题 249：带状疱疹常用的西药有哪些？

答：带状疱疹常用的西药包括外用药和口服药。

（1）外用药：包括抗病毒类药物，如喷昔洛韦乳膏、阿昔洛韦软膏；预防感染类药物，如新霉素软膏、莫匹罗星软膏、夫西地酸乳膏等；止疼类药物，如复方利多卡因乳膏。

（2）口服药：包括抗病毒药物，常用阿昔洛韦、伐昔洛韦、泛昔洛韦、溴夫定等；止痛药物，如布洛芬、双氯芬酸钠、加巴喷丁、普瑞巴林、曲马多等；营养神经的药物，如甲钴胺、维生素 B_1 等。

⇨ 问题 250：日常生活中，带状疱疹患者应如何调护？

答：日常生活中，带状疱疹患者应做好如下几个方面的调护。

1. 饮食调理

患者应以清淡、易消化的食物为主，如新鲜的水果蔬菜、鸡蛋、牛奶、瘦肉等。避免食用辛辣、刺激性食物。多喝温热白开水，有助于促进肠道蠕动，防止便秘，同时也有助于体内毒素的排出。

2. 皮肤护理

定期更换衣物，保持患处干净、干燥，避免细菌滋生。尽量选择宽松、透气性好的棉质衣物，以减少对患处的摩擦。患者应避免用手抓挠患处，以免皮肤破损导致感染或加重疼痛。

3. 休息与运动

患者应有足够的睡眠和休息，避免疲劳和熬夜，必要时卧床休息。在病情允许的情况下，患者可以适当运动，如散步，以增强体质和提高免疫力。但应避免过度劳累和剧烈运动，以免加重病情。

4. 心理调适

患者应保持乐观的心态，积极面对疾病，避免过分紧张和焦虑。可以通过听音乐、阅读等方式来放松心情，缓解压力。同时，也可以与家人和朋友交流，分享自己的感受和困惑，以获得更多的支持和帮助。

5. 避免传染

患者应避免与他人亲密接触，尤其是年老体弱的人群，以防止交叉感染。

6. 遵医嘱用药、定期复诊

患者应遵医嘱合理用药，按时服药，以控制病情并减少并发症的发生。患者应定期到医院复诊，以评估病情恢复情况并调整治疗方案。

⇨ 问题 251：带状疱疹患者的家属要注意什么？

答：带状疱疹病程持续时间长、疼痛比较剧烈，很多患者被确诊为带状疱疹后遗神经痛之后，会出现焦虑、暴躁和抑郁等情绪。家属应加强与患者的沟通和交流，了解其心中的想法，在疾病恢复阶段，持续性地鼓励患者、开导患者，帮助患者树立战胜疾病的信心。同时，要密切关注患者的病情和心理状态，在患者感到疼痛难忍时，及时给予有效的帮助或者带患者到医院就诊，帮助患者缓解疼痛。切忌在患者面前表现出嫌弃、冷漠的态度，以免加重患者的心理负担。

（陈雪燕）

二、汗疱疹

⇨ 问题 252：什么是汗疱疹？

答：汗疱疹又名出汗不良性湿疹，是一种发生在手掌或脚掌上的剧烈瘙痒性水疱疹，症状呈现季节性特点，春夏季加重，秋冬减轻。中医学称为"蚂蚁窝"。

⇨ 问题 253：汗疱疹的典型表现是什么？

答：汗疱疹的典型表现多为手掌、手指侧缘、足底及足趾侧缘对称分布的米粒大小深在性小水疱，疱液多清亮，偶尔浑浊，水疱干涸后脱皮，常伴瘙痒及灼痛。

⇨ 问题 254：汗疱疹是怎样引起的？

答：过去认为汗疱疹的发生与出汗不畅相关，现在则认为它的具体病因不明，但临床发现它的发生通常与下列因素相关。

（1）遗传因素：遗传因素可能导致个体对某些外界刺激更为敏感，从而增加患汗疱疹的风险。

（2）环境因素：物理性刺激，如夏天高温潮湿的环境，导致人体出汗量增加，手足部长时间被汗液侵蚀，容易诱发汗疱疹。化学性刺激，如接触镍、铬等金属，或长时间使用含有刺激性成分的洗衣粉、肥皂等清洁用品，也可能导致皮肤过敏，进而引发汗疱疹。

（3）精神因素：长期处于紧张、压力之下，过度疲劳、情绪抑郁、睡眠不足等精神状态，都可能影响人体的免疫系统和神经调节功能，从而诱发或加重汗疱疹的症状。

（4）感染因素：某些微生物，如金黄色葡萄球菌、马拉色菌、皮肤真菌或霉菌等，与汗疱疹的发病密切相关。这些微生物可能通过直接接触或间接接触的方式感染皮肤，导致皮肤的炎症反应，进而形成汗疱疹。

（5）其他因素：如胃肠功能紊乱，当身体免疫力受到影响时，身体无法有效抵抗病菌，从而容易引发汗疱疹。

⇨ 问题 255：汗疱疹会传染吗？与手足口病什么区别？

答：汗疱疹不具备传染性，患者无须担心将疾病传染给他人。而手足口病主要是由肠道病毒感染引起，是一种传染性较强的传染病，主要通过口腔分泌物、粪便、唾液等途径传播，特别是在疾病早期传染性更强。两者均有手足水疱的表现，但手足口病除手足有水疱之外，在口腔，重者如肛周、口周，甚至躯干等部位也可发生水疱，发疹前可有不同程度的低热。

⇨ 问题 256：湿热浸淫型汗疱疹患者有哪些临床表现，推荐什么中医食疗方调养呢？

答：湿热浸淫型汗疱疹患者发病急，皮损水疱密集，潮红灼热，瘙痒无休，渗液，伴心烦、口渴、大便干、尿短赤。舌红，苔薄白或黄，脉滑或数。中医食疗推荐绿豆海带粥、冬瓜薏米粥、茵陈苓豆粥。

1. 绿豆海带粥

（1）原料：绿豆 30g，水发海带 50g，红糖适量，糯米适量。

（2）制法：加适量水煮绿豆、糯米成粥，调入切碎的海带末，再煮 3 分钟加红糖。

（3）用法：每日 1 剂，可连用数日。

（4）功效：清热解毒，利水消肿

（5）注意事项：孕妇、糖尿病患者慎用。

2. 冬瓜薏米粥

（1）原料：冬瓜 30g，薏米 50g。

（2）制法：二者同煮为粥，根据个人口味，可以在粥中加入适量的盐或其他调味品进行调味。

（3）用法：每日 1 剂，可连用数日。

（4）功效：清热解毒，利尿消肿。

（5）注意事项：久病体质虚弱者、孕妇、滑精症和夜尿多者以及体虚火旺者应慎用。

3. 茵陈苓豆粥

（1）原料：茵陈 30g，赤小豆、薏苡仁各 50g，白茯苓粉 20g，白糖适量。

（2）制法：茵陈水煎去渣取汁，加入赤小豆、薏苡仁，煮至豆熟，加入白茯苓粉略煮，再加白糖适量调味。

（3）用法：每日 1 剂，可连用数日。

（4）功效：清热利湿，健脾和胃。

（5）注意事项：在食用期间，应注意饮食调整，避免辛辣、油腻等刺激性食物。孕妇、哺乳期妇女以及体质虚弱者禁用。

▷ 问题 257：脾虚湿蕴型汗疱疹患者有哪些临床表现，推荐什么中医食疗方调养呢？

答：脾虚湿蕴型汗疱疹患者发病较缓，皮损为散在水疱，瘙痒，抓后糜烂渗液，伴纳少、神疲、腹胀便溏等，舌淡或淡红，苔白或白腻，脉沉缓或滑。

中医食疗推荐薏米红豆煎、齿苋薏米粥、山楂麦芽饮、北芪炖鲤鱼。

1. 薏米红豆煎

（1）原料：薏米 30g，红小豆 15g，白糖适量。

（2）制法：将薏米、红小豆加水煮熟，酌加白糖。

（3）用法：早晚分服。

（4）功效：清热健脾利湿。

（5）注意事项：寒性体质、阳虚体质及孕妇慎用。

2. 齿苋薏米粥

（1）原料：薏米 30g，马齿苋 30g，红糖适量。

（2）制法：先将薏米和马齿苋煮熟，再加红糖调味。

（3）用法：可作为早餐粥食用。

（4）功效：清热解毒，健脾利湿。

（5）注意事项：脾胃虚弱者不宜长期大量食用，以免加重脾胃负担；孕妇和哺乳期妇女慎用。

3. 山楂麦芽饮

（1）原料：生山楂、炒麦芽各 10g。

（2）制法：将生山楂洗净，和炒麦芽一起放入杯中，沸水冲泡。

（3）用法：代茶饮用。

（4）功效：健脾消食。

（5）注意事项：过量饮用可能会对胃造成一定的影响，如刺激胃黏膜导致胃部不适等；胃酸过多者慎饮。孕妇、哺乳期妇女、儿童、老年人等人群慎用。

4. 北芪炖鲤鱼

（1）原料：鲤鱼一条（约500g），生北芪 30g，生姜、葱、盐、味精适量。

（2）制法：将鲤鱼去鳞、剖腹去内脏、去鳃，洗净后与生北芪、生姜、葱一同放入砂锅中，加入适量清水，大火煮开后转小火共炖煮，直至汤成，加入盐、味精调味。

（3）用法：可连用数日。

（4）功效：健脾益气，利水消肿。

（5）注意事项：对于孕妇、哺乳期妇女、儿童等特殊人群，应在医生指导下谨慎食用北芪炖鲤鱼。

⇨ 问题 258：汗疱疹常用的中医外治方法有哪些？

答：汗疱疹常用的中医外治方法有以下几种。

（1）中药外敷疗法：常选用具有清热解毒、祛湿止痒功效的中药，如黄连、黄柏、苦参、马齿苋等。这些中药可以直接外敷于患处，也可以混合煎煮后涂抹于皮损处。在使用前，应对皮肤进行简单清理和消毒，以确保药物能够更好地发挥作用。

（2）中药泡洗疗法：将中药材煮制成草药洗剂，泡洗患处，有助于疏通经络，清热解毒，促进皮肤的治愈。常用药物包括地肤子、白鲜皮、金银花、白矾、五倍子、苦参等。

（3）梅花针疗法：可用梅花针叩刺背部督脉和膀胱经背部第一侧线行经的皮肤，起到疏导诸经、发汗、凉血、祛风、止痒的作用。病情轻者叩至皮肤潮红、微出血为度，病情重者重叩皮肤出血为度 4 小时后方可沐浴。

（4）针灸疗法：常选择曲池、合谷、八风、涌泉、足三里等穴位进行针刺。

（5）拔罐疗法：作用于局部患处，此法适合小面积皮损且无感染迹象时使用。

（6）穴位贴敷：主要针对慢性顽固性汗疱疹患者，在其他常规治疗无效后考虑采用。

（7）火针疗法：选用细火针，点刺皮损区，以破皮为度以达祛风化湿、清热解毒、祛痛止痒之功。

⇨ 问题 259：针对汗疱疹，常用的西药有哪些？

答：针对汗疱疹，常用的西药外用药和口服药具体如下。

（1）外用药：包括糖皮质激素类软膏，如地奈德乳膏、卤米松软膏、糠酸莫米松乳膏、丙酸氟替卡松乳膏、丁酸氢化可的松软膏等；抗过敏软膏，如丁苯羟酸乳膏、氟芬那酸丁酯软膏、硼酸氧化锌软膏等；保湿滋润类药膏，如尿素软膏、维生素 E 乳膏等；免疫抑制剂类软膏，如他克莫司软膏、吡美莫司乳膏等；其他常用药物，如水杨酸软膏、炉甘石洗剂。

（2）口服药：包括抗组胺药物，常用的有盐酸苯海拉明、氯雷他定、西替利嗪、依巴斯汀、酮替芬等；糖皮质激素药物，如醋酸泼尼松片；辅助药物，如维生素 C 片、葡萄糖酸钙口服溶液等。

⇨ 问题 260：汗疱疹患者在日常生活中应如何调护？

答：汗疱疹患者在日常生活中应做好以下几个方面的调护。

1. 保持患处清洁干燥

尽量使用温水及温和不含碱性皂液的洗手液洗手，洗后尽快擦干保持手足清洁干燥，并及时涂抹无刺激的润肤剂。

2. 避免过度出汗

在汗疱疹发作期间，尽量减少剧烈运动，以免过度出汗加重病情。如果因某些原因必须运动或出汗，应及时更换衣物，避免汗液长时间停留在皮肤表面。

3. 避免抓挠和刺激

汗疱疹通常伴有瘙痒感，但应避免抓挠患处，以免引起感染和并发症。患病期间不要接触洗衣粉、染发剂等刺激性物品，以免刺激患处皮肤。在进行潮湿作业或摩擦性工作（如园艺或木工）时应佩戴专用手套。

4. 饮食调理

饮食应以清淡为主，避免辛辣、油腻、易过敏等食物，以免加重不适症状。多吃新鲜蔬菜和水果，补充身体所需的各种营养物质。同时，可以适量多吃些富含优质蛋白质的食物，如蛋类、牛奶等，以提高身体免疫力。

5. 情绪管理

汗疱疹的发生与情绪因素有关，因此患者在日常生活中应注意保持心情的舒畅，尽量避免焦虑、紧张等不良情绪。可以通过适当放松和休息来缓解压力。

6. 避免长期接触金属

镍、铬等金属可能诱发或加重汗疱疹症状，因此应避免长期接触这些金属。

7. 注意作息、适当锻炼

养成良好的作息习惯，尽量避免熬夜，保证充足的睡眠时间。适当进行户外体育运动，如慢跑、爬山等，以增强体质，提高免疫力。

（陈雪燕）

第四节　色　素　类

白癜风

➡ 问题 261：什么是"白癜风"？

答：白癜风是一种局限性色素脱失性皮肤病，身体任何部位均可出现，以皮肤出现大小不同、形态各异的白斑为主要表现，与年龄、性别无密切相关，中医又称为"白驳风"。

➡ 问题 262：白癜风的典型表现有哪些？

答：白癜风的典型皮损表现以白斑为主，白斑可发于身体任何部位，单侧或对称，大小不等，形态各异，白斑与周围正常皮肤交界处有色素沉淀圈，边界清楚，白斑处的毛发也会发白，亦可泛发全身。

➡ 问题 263：白癜风是怎样引起的？

答：白癜风的发病是多方因素共同作用导致的黑色素细胞脱失，目前研究认为与外来因素、遗传因素、自身免疫因素、心理因素、感染因素等有关。

（1）外来因素：包括环境、外伤、接触化学物质、不良的生活习惯等。长期暴晒可能引起色素脱失；外伤包括擦伤、跌伤、烫伤、烧伤、冻伤、手术等，均是诱发色素脱失的因素；经常接触化妆品、防腐剂、染发剂、涂料、汽油、含苯类的化学制剂可导致黑素细胞损伤；此外，饮酒、饮食作息不规律、喜食辛辣刺激等生活习惯可能加重病情。

（2）遗传因素：研究表明，白癜风发病与遗传有关，并且存在家族聚集现象，且血缘关系越近，发病率越高。

（3）自身免疫因素：正常人体内自身的免疫系统处于平衡状态，当这个平衡被打破，白癜风就容易发生。因此，本身患有自身免疫性疾病，如甲状腺疾病、系统性红斑狼疮、类风湿性关节炎、干燥综合征、糖尿病、斑秃等人群发生白癜风的概率也比一般人大。

（4）心理因素：心理因素对白癜风的发病有重要影响。有研究显示，长时间处于忧虑、抑郁、焦躁、敌对、恐惧、偏执、哀伤等消极情绪的人，其免疫功能普遍下降，从而引发白癜风。而白癜风患者常有自卑、恐惧、悲伤、急躁、苦恼等情绪，亦加速了疾病的进展。

（5）感染因素：研究表明，多种病毒尤其是人类免疫缺陷病毒、丙型肝炎病毒、乙型肝炎病毒、巨细胞病毒、水痘带状疱疹病毒、新型冠状病毒等与白癜风的发生发展存在密切相关。

➯ 问题 264：白癜风可分为几型？

答：白癜风可分为节段型、寻常型、混合型及未定类型。

（1）节段型：通常指沿某一皮神经节段分布（完全或部分匹配皮肤节段）的单侧不对称白癜风。少数可双侧多节段分布。

（2）寻常型：又包括散发型、泛发型、面颈型、肢端型和黏膜型。

（3）混合型：指节段型与寻常型并存。

（4）未定类型：指单片皮损，面积为 1 级，就诊时还不能确定分型。

➯ 问题 265：白癜风需要与哪些疾病相鉴别？

答：一般来说，白癜风通过肉眼观察可确诊，也可辅助伍德灯诊断。还需同以下疾病相鉴别。

（1）花斑糠疹：多见于男性青壮年、多汗者，多发于颈、躯干、双上肢，白斑呈圆形或椭圆形，颜色淡白或紫白色，边界清楚，上覆细碎鳞屑，白斑处毛发不变白色，真菌镜检阳性。本病治疗以抗真菌为主，包括口服药及外用药，亦可根据菌种鉴定及药敏实验，选择合适的治疗药物。

（2）白色糠疹：多见于儿童及十几岁的青少年，多发于面部，白斑呈圆形或椭圆形，颜色淡白或灰白，上覆少量灰白色糠状鳞屑，边界不清；检查黑素细胞存在。本病有自限性，一般可自愈。若有寄生虫感染，可进行驱虫治疗；若无，可多涂润肤露、补充维生素，必要时可使用糖皮质激素类软膏外涂。

（3）贫血痣：多见于女性出生时或幼年，多发于躯干，面部和四肢亦可累及，白斑形态不规则，为先天性局部血管发育缺陷所致，一般单侧分布，摩擦局部，白斑不发红，周围皮肤发红。

（4）无色素痣：发病多于出生后不久，多发于躯干、下腹、四肢、颈部；白斑往往沿神经节分布，四肢多呈条带状分布；其边界模糊，白斑大小不一，形态各异，白斑边缘无色素增加；检查黑素细胞数目正常。

（5）特发性点状色素减少症：多见于中老年人，多发于躯干及四肢，白斑为圆形或不规则形态且边界清楚的乳白色斑，直径 2～6mm，数目多，互相不融合，表面光滑，边界无色素沉着现象。

⇨ 问题 266：风湿郁热型白癜风患者有哪些临床表现，推荐什么中医食疗方调养呢？

答：风湿郁热型白癜风患者起病急，白斑发展迅速，伴有瘙痒，或灼热，或疼痛，头重，肢体困倦，口渴不欲饮。舌红苔白或黄腻，脉浮滑或浮数。

中医食疗推荐苡仁二豆汤。

苡仁二豆汤

（1）原料：薏苡仁、绿豆、赤小豆各 100g，生甘草 20g，清水适量。

（2）制法：以清水泡发薏苡仁、绿豆、赤小豆约 20 分钟，浸泡生甘草 15 分钟；将以上泡发好的豆子连同生甘草（包括浸泡甘草的水）一起倒入锅中煮熟即可。

（3）用法：调味后可作为平日炖汤食用。

（4）功效：清热凉血，祛湿健脾。

（5）注意事项：以上食物过敏者禁服；脾胃虚寒者、肠滑泄泻者、津液不足者、非本证型患者慎服。

⇨ 问题 267：肝郁气滞型白癜风患者有哪些临床表现，推荐什么中医食疗方调养呢？

答：肝郁气滞型白癜风患者白斑散在，数目不定，常随情绪波动而加重；或伴有情志抑郁、喜太息、心烦易怒、胸胁胀满、痛经、月经不调、乳房胀痛等；舌淡红，苔薄白，脉弦。

中医食疗推荐药膳猪肝、玫瑰花酒。

1. 药膳猪肝

（1）原料：柴胡 10g，白芍、当归各 15g，熟地黄 10g，猪肝 50g，姜等配菜适量。

（2）制法：首先，将柴胡、白芍、当归、熟地黄加入 500mL 清水，熬至约 300mL；猪肝洗净，切片，配菜洗净备用。油锅烧热，爆香姜丝后加入猪肝片及药汁炒熟，最后加入洗净的配菜，调味即可。

（3）用法：每日一次，吃猪肝。

（4）功效：有疏肝理气，补益肝肾。

（5）注意事项：不得与藜芦同食。阴虚阳亢、肝风内动、虚寒、湿盛中满者忌用。对以上药、食物过敏者禁用。

2. 玫瑰花酒

（1）原料：玫瑰花 50g，白酒 500mL。

（2）制法：将二者同时置入瓶中，加盖并密封，每天晃动 1 次，20 天后即可服用。

（3）用法：每日 2 次，饭后温服。

（4）功效：理气解郁，和血行血。

（5）注意事项：过敏者禁用，热证者慎用。

⇨ 问题 268：肝肾不足型白癜风患者有哪些临床表现，推荐什么中医食疗方调养呢？

答：肝肾不足型白癜风患者病程长，白斑色瓷白或乳白，或伴有失眠健忘，腰膝酸软，头晕耳鸣；舌红少苔，脉细或沉细数。

中医食疗推荐黑芝麻核桃粉、黑豆墨鱼巴戟天炖龙骨汤、鳗鱼山药莲子汤、黄芪枸杞鸽子汤。

1. 黑芝麻核桃粉

（1）原料：黑芝麻250g，核桃仁250g，白砂糖50g。

（2）制法：将黑芝麻拣去杂质，晒干。清洗芝麻、核桃，然后放入锅中翻炒，让一粒粒芝麻爆开，核桃只需炒熟；将芝麻先放入搅拌机搅打，打成细小状即可，再将核桃与糖放入一起打，拌匀后瓶装置阴凉处密封保存。

（3）用法：每日1至2勺直接食用，或可用馒头、馍馍、面包等蘸着食用；或与白粥、小米粥、牛奶等搭配。

（4）功效：补益肝肾，填精益髓。

（5）注意事项：大便溏泄者慎用。

2. 黑豆墨鱼巴戟天炖龙骨汤

（1）原料：黑豆、墨鱼干、巴戟天适量，猪脊骨500g。

（2）制法：将黑豆、墨鱼干用清水泡发，巴戟天可稍微清洗；猪脊骨切块后放入沸水中，去血水，去浮沫，约见肉色变白可捞出。将上述食材放入炖锅焖煮，调味即可。

（3）用法：可作为平日炖汤食用。

（4）功效：补肝肾，益精血。

（5）注意事项：过敏者禁用，实热证、脾胃虚寒、阴虚内热者慎用。

3. 鳗鱼山药莲子汤

（1）原料：鳗鱼1条（约750g），鲜怀山药250g，鲜莲子250g，大枣3枚，生姜3片。

（2）制法：先将鳗鱼宰杀，洗净，取肉切片，头及骨斩段；鲜怀山药，去皮，洗净，切厚片；大枣劈开，去核。将鳗鱼骨、怀山药片、去核大枣连同洗净的莲子、生姜片一起置于砂锅内，加入清水2000mL、白酒少许，用武火煮沸后改文火熬1小时，再加入鳗鱼肉片后，煮沸5分钟，调味即可。

（3）用法：作为平日炖汤食用。

（4）功效：补脾胃，益肾固精。

（5）注意事项：过敏者禁用。

4. 黄芪枸杞鸽子汤

（1）原料：鸽子一只，黄芪 10g，枸杞子少许，料酒，生姜 3～5 片，葱少许。

（2）制法：在水中加入 1～2 勺料酒，加入洗净后的葱段、姜片，以及洗净的鸽子，共同煮沸后 2～3 分钟将鸽子捞出，达到去腥的目的。随后把焯过水的鸽子连同黄芪、枸杞子一同放入锅中炖煮约 2～4 小时，根据个人喜好进行调味，即可食用。

（3）用法：可作为平日炖汤食用。每周一次。

（4）功效：补肾气，益肾精。

（5）注意事项：不可过食，过敏者禁用。

问题 269：瘀血阻络型白癜风患者有哪些临床表现，推荐什么中医食疗方调养呢？

答：瘀血阻络型白癜风患者多因外伤引起，白斑局限或泛发，边界清楚，局部可有刺痛，或伴有面色晦暗，唇甲青紫。舌质紫暗或有瘀斑、瘀点，舌下络脉迂曲，苔薄，脉弦涩或细涩。

中医食疗推荐当归生姜羊肉汤、三参乌鸡汤。

1. 当归生姜羊肉汤

（1）原料：羊肉 500g，当归 10g，枸杞子少许，大枣数枚，生姜 3～5 片，料酒适量，葱少许。

（2）制法：将羊肉洗净后切块，加姜片、料酒、葱段、清水，焯水后捞出备用；把焯过水的羊肉，连同当归、枸杞子、大枣置于锅中一起熬煮，直至羊肉软烂方可食用。

（3）用法：可作为平日炖汤食用。

（4）功效：温经活络，补血活血。

（5）注意事项：过敏者禁用，虚热、实热者忌用。

2. 三参乌鸡汤

（1）原料：乌鸡一只，西洋参10g，党参15g，丹参15g，枸杞子15g，龙眼肉5g，陈皮5g，大枣2枚。

（2）制法：将乌鸡去皮毛、内脏，洗净切块，在沸水中飞水去沫；西洋参、党参、丹参、枸杞子、龙眼肉、陈皮均用水洗过，大枣去核。把各种药材置汤锅里，加水6碗（约1200mL），煮沸后，加入乌鸡，慢火熬一小时左右，加少许食盐，即可食用。

（3）用法：可作为平日炖汤食用。

（4）功效：补肾益气，活血补血。

（5）注意事项：过敏者禁用，阴虚内热、实热证者、脾胃运化失调者忌用，不宜与藜芦同食。

⇨ 问题270：白癜风常用的中医外治法有哪些？

答：白癜风常用的中医外治法包括如下几种。

（1）中药外用：选择现代药理研究证实对黑色素生成有益的中药制成不同剂型，直接作用于皮肤，如补骨脂酊、白驳1号、白灵酊等自制药方。中药外涂后，针对白斑处可进行10～15分钟的日光浴及理疗，有利于色素恢复，要注意光照的强度和时间。本法适用于各种证型的白癜风，需注意皮肤破溃处、黏膜处及药物过敏者禁用。

（2）刺络拔罐法：常规皮肤消毒后，用一次性梅花针，或皮肤针，或三棱针在白斑处或穴位叩刺，以皮肤微渗血为度，随后进行拔罐治疗的方法。本法适用于辨证属瘀血阻络证、风湿郁热证的白癜风。

（3）火针疗法：常规皮肤消毒后，用酒精灯加热毫针，直至针尖烧至红白，迅速浅刺、轻刺白斑区，直至白斑区布满刺点，刺后24小时不沾水，以碘伏消毒，每周1次，10次为一个疗程。本法通过温热刺激白斑处，以达到引火助阳，扶正祛邪，调节脏腑功能，温通经脉，活血行气的功效，从而促进黑色素生成。本法适用于静止无变化的白斑，可配合中药口服、中药外用等方法。

（4）艾灸治疗：包括艾灸、热敏灸、隔物灸、药线点灸等。该治疗通常每日1次，10次为一个疗程。本法具有温经散寒、行气通络、扶阳固脱、升阳的功效，符合白癜风的基本治法。注意不要烫伤，若出现水疱，需前往专业医疗机构进行处理。

⇨ **问题 271：白癜风常用的西医治疗方法有哪些？**

答：白癜风常用的西医治疗方法包括如下几种。

1. 常用西药

（1）系统用药：最常用的为糖皮质激素类，如地塞米松、倍他米松等；免疫抑制剂、抗氧化剂等当前研究证据不足，使用需谨慎。

（2）外用药物：糖皮质激素为首选，根据白斑大小、部位、患者年龄等选择糖皮质激素强度及疗程；钙调磷酸酶抑制剂外用，如他克莫司、吡美莫司；维生素 D_3 衍生物，如卡泊三醇、他卡西醇软膏。

2. 其他方法

（1）光疗：常用 308nm 准分子激光、NB-UVB、PUVA。寻常型或光疗敏感者可用单一光疗；局限性、新发小皮损或儿童多用准分子激光。节段型、难治性及疗效不佳者可考虑联合治疗。

（2）移植疗法：适用于稳定期（1 年以上），尤其是节段型及未定类型，或其他类型暴露部位。常用的移植方法包括自体表皮片移植、微小表皮移植、刃厚皮片移植、自体非培养表皮细胞悬液移植、自体培养黑素细胞移植等。进展期、瘢痕体质患者禁用，存在失败、色素沉着等风险。

（3）脱色治疗：白斑面积>95% 且复色治疗无效，可在患者要求下进行，需严格防晒。

（4）遮盖疗法：用于暴露部位，用含染料遮盖剂改善外观。

（5）心理治疗：评估疾病对患者的心理影响，及时给予心理干预。

⇨ **问题 272：白癜风的预防及日常调护应重点关注什么？**

答：白癜风的预防及日常调护应重点关注如下几个方面。

（1）心理与锻炼：调摄精神，保持心情平和及愉悦，坚定信心，减少紧张、焦虑、抑郁、忧愁、烦躁等负面情绪；选择适宜的体育运动，如八段锦、太极拳、五禽戏等。

（2）日常生活方面：保护皮肤，避免外伤、局部压迫、摩擦；避免接触酚及酚类化合物、橡胶类制品、汽油、油漆、沥青等；避免长时间阳光暴晒；避免滥用外用药，以防过度刺激损伤皮肤。

（3）饮食方面：保持营养均衡，少吃维生素 C 含量高的食物，如橙子、橘子、猕猴桃等；多食用黑色食物（黑豆、黑芝麻、黑木耳、桑椹等）、坚果（核桃、花生、白果、葵花子等）、豆类和豆制品、动物肝脏、牡蛎等富含酪氨酸的食物。禁烟、戒酒，少食辛辣刺激、寒凉的食物。

（程　欣）

第五节　毛　发　类

一、脂溢性脱发

▷ **问题 273：什么是脂溢性脱发？**

答：脂溢性脱发，又称为雄性激素性脱发、雄激素源性脱发，是一种常见的脱发类型。其常有家族史并伴皮脂溢出，脱发一般先从两侧额角、前额或头顶中间开始，继而弥漫于整个头顶致秃顶，头部四周脱发却不明显。这种脱发与遗传、雄性激素水平及其在毛囊中的作用密切相关。本病属于中医学"发蛀脱发""蛀发癣"等范畴。

▷ **问题 274：脂溢性脱发的典型表现有哪些？**

答：脂溢性脱发的典型表现包括如下几个方面。

（1）油脂分泌过度：头皮油脂分泌异常增多，头发看起来油腻、不洁，头皮呈现油光发亮的状态。

（2）头发质地变化：原本粗黑直的头发逐渐转变为细黄软，头发变得越来越细小，失去了原有的强度和光泽。

（3）头发稀疏与脱落：随着病情发展，头发逐渐变得稀疏，尤其是在头顶和前额部位最为明显，发际线可能后退，头顶头发逐渐减少，严重者秃顶。

（4）瘙痒与皮疹：部分患者会感到头皮瘙痒或有红斑丘疹结节。

（5）性别差异：男性患者多从前额两侧和头顶开始脱发，形成典型的 M 型或 U 型脱发模式，女性患者则通常表现为头顶头发逐渐稀疏，但较少形成完全秃顶。

（6）遗传倾向：具有家族遗传性，尤其是男性患者，遗传因素在疾病发展中扮演关键角色。

⇨ 问题 275：脂溢性脱发是怎样引起的？

答：脂溢性脱发的发病与遗传因素、内分泌失调等有关，而精神因素、饮食因素、病菌感染等均是诱发或加重的因素。

（1）遗传因素：患者多有家族史，多见于同一家族的男性。

（2）内分泌失调：本病一般在青春期后才开始秃发，与青春期后体内雄激素的水平升高有关。

（3）皮脂分泌增多：皮脂分泌增多与脂溢性脱发的因果关系尚不明确，有观点认为，皮脂过量积聚可机械压迫毛发根部，且过多皮脂会导致毛囊口角化、堵塞，影响毛囊营养，同时其分解产物也会抑制毛发生长；但也有观点指出，皮脂分泌过多可能只是脂溢性脱发的症状之一，部分患者并不存在皮脂增多，甚至出现皮脂减少、头发干枯的现象。

（4）病菌感染：大量研究发现，脂溢性皮炎和脱发常与病菌感染有关。其中，大部分患者头皮上都能检测到糠秕孢子菌，这种菌会分泌一种酶，分解油脂产生刺激性物质，影响头皮细胞更新，引发炎症，导致头屑增多、脱发。此外，葡萄球菌、链球菌和痤疮棒状杆菌等细菌感染，也可能诱发脂溢性皮炎和脱发问题。

（5）精神因素：脂溢性脱发多见于脑力劳动者和夜间活动人群。这类人群常因睡眠不足、精神压力大，导致中枢神经系统长期紧张，引发头皮营养障碍而脱发。

问题276：脂溢性脱发可分为几级？

答：脂溢性脱发按照不同性别进行分级如下。

1. 男性

（1）轻度（1～2级）：发际线轻微后移，可能只在遗传倾向强的一侧或两侧可见。

（2）中度（3～5级）：发际线明显后移，形成典型的M型或U型，头顶开始出现稀疏。

（3）重度（6～7级）：前额和头顶的头发显著减少，头顶部分的头发与前额部分分离。

2. 女性

（1）轻度（1级）：头顶头发减少不超过1/3，中缝可能略微变宽。

（2）中度（2级）：头顶头发减少大约1/2，中缝明显增宽。

（3）重度（3级）：头顶头发减少超过2/3，头顶几乎完全裸露。

问题277：血热风燥型脂溢性脱发患者有哪些临床表现，推荐什么中医食疗方调养呢？

答：血热风燥型脂溢性脱发患者皮头发干枯，略有焦黄，均匀而稀疏脱落，搔之有白屑叠叠飞起，落之又生，自觉头部烘热，头皮瘙痒，口干咽燥，小便黄，舌质红，苔微黄或微干，脉数。

中医食疗推荐侧柏桑椹膏、菊花旱莲饮、菊花绿茶饮。

1. 侧柏桑椹膏

（1）原料：侧柏叶50g，桑椹200g，蜂蜜50g。

（2）制法：水蒸侧柏叶20分钟后去渣，再纳入桑椹，文火煎，煎半小时后去渣，加蜂蜜熬成膏。

（3）用法：每日服用 1~2 次。

（4）功效：清热生津，祛风生发。

（5）注意事项：服用过程中若出现过敏反应或其他不适症状，应立即停止服用，并咨询医生。孕妇、脾胃虚寒者慎用。

2. 菊花旱莲饮

（1）原料：黄菊花 10g，旱莲草 5g。

（2）制法：将菊花、旱莲草同煎代茶饮。

（3）用法：每日服用 1~2 次。

（4）功效：清热解毒，滋阴润燥。

（5）注意事项：服用过程中若出现过敏反应或其他不适症状，应立即停止服用，并咨询医生。孕妇、脾胃虚寒者慎用。

3. 菊花绿茶饮

（1）原料：菊花 10g，绿茶 5g。

（2）制法：将菊花和绿茶一起放入杯中，用沸水冲泡，待温后饮用。

（3）用法：每日服用 1~2 次。

（4）功效：清热解毒。

（5）注意事项：服用过程中若出现过敏反应或其他不适症状，应立即停止服用，并咨询医生。孕妇、脾胃虚寒者慎用。

⇨ 问题 278：脾胃湿热型脂溢性脱发患者有哪些临床表现，推荐什么中医食疗方调养呢？

答：脾胃湿热型脂溢性脱发患者平素恣食肥甘厚味，头发稀疏脱落，伴头皮光亮潮红，头屑较明显或头发瘙痒，口干口苦，烦躁易怒，纳差。舌质红，苔黄腻，脉弦滑。

中医食疗推荐薏苡仁茯苓粥、薏苡仁冬瓜汤、山楂荷叶茶。

1. 薏苡仁茯苓粥

（1）原料：薏苡仁 30g，茯苓 20g，粳米 100g。

（2）制法：将薏苡仁、茯苓洗净浸泡 30 分钟，粳米洗净备用。在锅中加入清水，先大火煮开，后加入浸泡好的薏苡仁、茯苓以及粳米，转小火慢慢煮熟。

（3）用法：每日服用1～2次。

（4）功效：健脾利湿，清热生发。

（5）注意事项：服用过程中若出现过敏反应或其他不适症状，应立即停止服用，并咨询医生。孕妇慎用。

2. 薏苡仁冬瓜汤

（1）原料：薏苡仁30g，冬瓜200g。

（2）制法：将薏苡仁洗净浸泡30分钟，冬瓜洗净备用。在锅中加入清水，先大火煮开，加入浸泡好的薏苡仁、洗净的冬瓜，转小火慢慢煮熟。

（3）用法：每日服用1～2次。

（4）功效：健脾利湿生发。

（5）注意事项：服用过程中若出现过敏反应或其他不适症状，应立即停止服用，并咨询医生。孕妇慎用。

3. 山楂荷叶茶

（1）原料：山楂10g，荷叶1张。

（2）制法：将山楂和荷叶洗净后，加入适量的水煮沸，取汁饮用。

（3）用法：每日服用1～2次。

（4）功效：健胃消食，除湿清热生发。

（5）注意事项：服用过程中若出现过敏反应或其他不适症状，应立即停止服用，并咨询医生。孕妇、脾胃虚寒者慎用。

问题279：肝肾不足型脂溢性脱发患者有哪些临床表现，推荐什么中医食疗方调养呢？

答：肝肾不足型脂溢性脱发患者多有遗传倾向，患者以体弱或脑力过度者为主，头发稀疏脱落日久，脱发处头皮光滑或遗留少数稀疏细软短发，伴眩晕失眠，记忆力差，腰膝酸软，夜尿频多。舌质淡红，苔少，脉沉细。偏阴虚者，伴口苦，五心烦热，梦多，梦遗，舌质红，苔少，脉细数。

中医食疗推荐首乌黄精粥、栗子炖鸡、黑豆何首乌汤。

1. 首乌黄精粥

（1）原料：制何首乌 15g，黄精 30g，核桃 15g，黑芝麻 15g，粳米 200g。

（2）制法：将制何首乌、黄精加水 600mL 浸泡 15 分钟，小火慢炖烧开 10 分钟，取汁，后加入核桃、黑芝麻、粳米和适量开水煮粥。

（3）用法：每日服用 1～2 次。

（4）功效：滋补肝肾，乌发生发。

（5）注意事项：服用过程中若出现过敏反应或其他不适症状，应立即停止服用，并咨询医生。孕妇慎用，制何首乌肝损患者禁用。定期查肝功。

2. 栗子炖鸡

（1）原料：栗子 30g，大枣 10 枚，枸杞子 15g，鸡肉 500g。

（2）制法：将鸡肉、栗子、大枣放入锅中，加适量清水，大火煮沸后转小火慢炖 1 小时，再加枸杞子慢炖 10 分钟即可。

（3）用法：每周服用 1～2 次。

（4）功效：滋补肝肾生发。

（5）注意事项：服用过程中若出现过敏反应或其他不适症状，应立即停止服用，并咨询医生。孕妇慎用。

3. 黑豆何首乌汤

（1）原料：黑豆 50g，制何首乌 15g。

（2）制法：黑豆提前浸泡，与制何首乌一同加水煮沸后转小火慢炖煮熟，可加少许红糖调味。

（3）用法：每日服用 1～2 次。

（4）功效：滋补肝肾生发。

（5）注意事项：服用过程中若出现过敏反应或其他不适症状，应立即停止服用，并咨询医生。孕妇慎用。首乌长期服用可肝损，注意观察。

⇨ 问题 280：脂溢性脱发常用的中医外治方法有哪些？

答：脂溢性脱发常用的中医外治方法有以下几种。

（1）体针疗法：此法通过调节体内的气血运行、改善头皮环境等方式来促进头发生长。辨证取穴，每次留针20分钟，或加用适量电流刺激，每日1次，或隔日1次，10次为一个疗程。

（2）耳穴压豆疗法：此法可帮助调节内分泌，减轻精神压力，改善头皮油脂分泌异常，从而促进头发生长。操作时，选择与脂溢性脱发相关的耳穴，如肾区、肝区、脾区、内分泌等，贴上王不留行子，保持2～3天，其间适当按压刺激。

（3）头三针疗法：此法可以通过刺激头皮上的穴位来调节气血运行，从而改善头皮环境，促进毛发生长。选择固定穴为防老穴、健脑穴，机动穴为上星穴（油脂分泌多者取之），头皮瘙痒者加大椎穴。每日或隔日1次，每次留针15～30分钟，10次为一个疗程。

（4）梅花针疗法：此法通过在特定穴位上轻敲，使全身经络通畅，气血调达，瘀阻消散。操作时，对头部脱发区的皮肤消毒后，用梅花针轻轻叩击，以出血为度，每日或隔日1次。

（5）头皮叩击疗法：此法是一种非药物治疗方法，通过轻轻敲击头皮来促进头皮血液循环，改善头皮环境，刺激头皮，激活毛囊，促进头发生长。操作时，以督脉为中线，两耳尖为基线，在其中间各画一线，即将头顶部左、右等分为4个条形区，各线分别命名为督脉线、左线、右线、左基线、右基线，循以上经线叩击，每日3次，15日为一个疗程。

（6）洗药法：此法是用液体药物洗涤头皮的治疗方法，本法通过药液的洗涤之力，可以祛除秽物，洁净头皮，具有调理气血、清热除湿、杀虫止痒等功效。湿热偏重、头发油腻，选透骨草方（透骨草、侧柏叶各20g，皂角刺60g，白矾10g）水煎外洗，每日或隔日1次，或脂溢洗方（苍耳子、王不留行各30g，苦参15g，白矾9g）水煎外洗，每日或隔日1次；风燥偏盛，头发干枯，选桑白皮洗方（桑白皮30g，五倍子15g，青葙子60g）水煎外洗，每日或隔日1次。过敏性皮肤慎用。

（7）涂药法：此法是将药液均匀搽于脱发区，有利于药物成分的渗透，具有清热凉血、活血化瘀、养发生发等功效。常用脱发再生剂（含鲜侧柏叶、何首乌、白鲜皮、毛姜等成分）、生发酊（含川花椒、侧柏叶、老生姜、红花等成分）、生发酒（含斑蝥、百部等成分）等药液。

▷ 问题281：脂溢性脱发常用的西药和医美方法有哪些？

答：脂溢性脱发常用的西药包括外用药，如米诺地尔酊；口服药，如非那雄胺、螺内酯、环丙孕酮等。医美治疗包括光电治疗、微针注射疗法、毛发移植等。

▷ 问题282：在日常生活中，脂溢性脱发患者应如何调护？

答：在日常生活中，脂溢性脱发患者的调护应做好如下几个方面。

1. 头皮护理

脂溢性脱发患者应合理控制洗头频率，每周2～3次（夏季可适当增加），选用35～40℃温水和适合自身发质的温和洗发水，避免过度清洁或久不洗头。洗头时动作轻柔，不用指甲抓挠头皮，梳头也需避免用力拉扯。户外环境下做好头皮和头发的防护，戴帽子避免强光暴晒或干燥多风对头发的损伤，同时根据发质选择控油或滋润型护发产品，减少化学染烫对头发的刺激。

2. 生活习惯

保持规律的作息习惯，保证充足睡眠，避免长期熬夜和过度脑力劳动，通过运动、兴趣爱好等方式缓解压力、调节情绪，减少焦虑、紧张等负面情绪对脱发的影响。每天可使用指腹轻轻按摩头皮几分钟，促进头部血液循环，但需注意按摩力度适中，避免损伤毛囊或拉扯头发。

3. 饮食调整

在饮食方面，脂溢性脱发患者需增加优质蛋白质的摄入，多吃瘦肉、鸡蛋、鱼类（如三文鱼、鳕鱼）、豆类及豆制品（如豆腐、黄豆），为头发生长提供必需营养。同时补充维生素，通过马铃薯、青鱼、芝麻等获取维生素 B_6 以调节油脂分泌，通过胡萝卜、菠菜等补充维生素 A 维护头皮健康，通过柑橘类水果、草莓等摄入维生素 C 增强头发弹性。此外，多吃蔬菜、水果、全谷物等富含膳食纤维的食物，促进消化和代谢，减少高脂肪、高糖、高热量食物及咖啡、酒精、辛辣食物的摄入，适当补充坚果、绿叶菜、全谷物中的锌、铁、硒等矿物质，辅助头发生长。

4. 及时就医

当脂溢性脱发症状严重、持续不消退或伴随其他并发症时，应及时就医，避免自行滥用药物。专业医生会根据患者的病情、脱发类型和严重程度，制定个性化的治疗方案，可能包括药物治疗、激光治疗等科学手段，以有效控制脱发进展，促进头发再生，患者需遵循医嘱，积极配合治疗，避免延误最佳改善时机。

（黄志熔）

二、斑秃

⇨ 问题283：什么是斑秃？

答：斑秃，又称圆秃、圆形脱发，是一种突发的局限性斑片状脱发，病程缓慢且易复发。其典型表现为头发呈片状脱落，病变处头皮外观正常、无炎症反应，且通常无自觉症状。若脱发范围扩展至整个头皮，导致头发全部脱落，称为全秃；若全身毛发（包括头发、眉毛、睫毛、胡须等）均脱落，则称为普秃。斑秃属于中医学的"油风"范畴，民间俗称"鬼舔头""鬼剃头"，早在《黄帝内经》中，已有"发落""发堕""毛拔"等类似症状的记载，为中医学对本病的最早描述。

⇨ 问题284：斑秃的典型表现有哪些？

答：斑秃的典型表现包括如下几个方面。

1. 发病特点

常突然发生，无明显自觉症状，多在无意中或由他人发现脱发。

2. 脱发形态

头发呈圆形、椭圆形或不规则片状脱落，直径1～10cm，数目及大小不等，脱发区边界清晰，局部皮肤光滑无炎症、无断发。

3. 人群分布

可发生于任何年龄，青壮年多见，男女发病率无显著差异。

4. 病程特征

进展缓慢，可持续数月至数年，多数患者可在半年至 1 年内自愈，部分人会反复发作或边生长边脱落，脱发持续时间越长，再生难度越大。

5. 病程分期

（1）进展期：脱发区边缘头发松动，拉发试验阳性，脱落头发的发根近端萎缩，呈"感叹号"样（上粗下细）。

（2）静止期：脱发停止，范围不再扩大，边缘头发不再松动，但毛发生长缓慢。

（3）恢复期：脱发区有新生毛发长出，初期为细软色浅的绒毛或白色毳毛，随后逐渐变粗、变黑，直至恢复正常。

6. 严重类型

若头发全部脱失，称为全秃；若全身毛发（包括眉毛、胡须、腋毛、阴毛等）均脱落，则称为普秃。

问题 285：斑秃是怎样引起的？

答：西医学认为，遗传因素和自身免疫功能的紊乱是导致斑秃发病的主要原因，与精神因素、血管功能、内分泌等也有关。

1. 自身免疫异常

部分斑秃患者的免疫系统会错误攻击毛囊，致使毛发脱落。这类患者常同时患有甲状腺炎、白癜风等自身免疫性疾病，且血液中能检测到自身抗体，由此可见自身免疫异常在斑秃发病中扮演重要角色。

2. 遗传因素

斑秃具有一定的家族聚集性，10%～20% 的患者有家族患病史，家族中有斑秃患者，个体发病风险会增加。此外，遗传过敏性体质人群，如易过敏者，也更易患上斑秃。

3. 精神因素

长期焦虑、压力过大、情绪剧烈波动，像突发悲痛事件或长期精神紧张，都可能直接引发斑秃或加重病情。约 70% 的患者存在失眠、多梦等睡眠问题，精神紧张会导致毛囊局部血液循环不畅，影响毛发生长。

4. 血管功能紊乱

多达 80% 的斑秃患者存在头皮血流异常的情况，毛囊因局部供血不足，无法获取足够营养维持正常生长，最终导致脱发。

5. 内分泌失调

甲状腺疾病、糖尿病患者，以及处于更年期、产后的女性，斑秃发病率相对较高。这可能与体内激素水平波动密切相关，如女性妊娠期间斑秃常自愈，但分娩后因激素变化，脱发又可能复发。

⇨ 问题 286：血热风燥型斑秃患者有哪些临床表现，推荐什么中医食疗方调养呢？

答：血热风燥型斑秃患者可见头发突然成片脱落，偶有头皮烘热或轻微瘙痒；伴心烦易怒，眠差；舌红，苔薄，脉浮数。

中医食疗推荐侧柏桑椹膏、菊花旱莲饮、菊花绿茶饮。

1. 侧柏桑椹膏

（1）原料：侧柏叶 50g，桑椹 200g，蜂蜜 50g。

（2）制法：水蒸侧柏叶 20 分钟后去渣，再纳入桑椹，文火煎半小时后去渣，加蜂蜜熬成膏。

（3）用法：每日服用 1～2 次。

（4）功效：清热生津，祛风生发。

（5）注意事项：服用过程中若出现过敏反应或其他不适症状，应立即停止服用，并咨询医生。孕妇、脾胃虚寒者慎用。

2. 菊花旱莲饮

（1）原料：黄菊花 10g，旱莲草 5g。

（2）制法：将菊花、旱莲草同煎，代茶饮。

（3）用法：每日服用 1～2 次。

（4）功效：清热解毒，滋阴润燥。

（5）注意事项：服用过程中若出现过敏反应或其他不适症状，应立即停止服用，并咨询医生。孕妇、脾胃虚寒者慎用。

3. 菊花绿茶饮

（1）原料：菊花 10g，绿茶 5g。

（2）制法：将菊花和绿茶一起放入杯中，用沸水冲泡，待温后饮用。

（3）用法：每日服用 1～2 次。

（4）功效：清热解毒。

（5）注意事项：服用过程中若出现过敏反应或其他不适症状，应立即停止服用，并咨询医生。孕妇、脾胃虚寒者慎用。

⇨ 问题 287：气滞血瘀型斑秃患者有哪些临床表现，推荐什么中医食疗方调养呢？

答：气滞血瘀型斑秃患者病程较长，常由精神因素引起或有外伤史。脱发处常感头皮刺痛，头皮触之偏硬；伴胸胁胀痛或刺痛，失眠多梦；舌暗，边有瘀点、瘀斑，脉弦细或涩。

中医食疗推荐桃仁芝麻粥、红油鸽藕片、红糖山楂饮。

1. 桃仁芝麻粥

（1）原料：白米 200g，桃仁 10g，黑芝麻 10g，黑豆 10g。

（2）制法：黑豆用清水浸泡 4～6 小时备用，桃仁用温水浸泡 30 分钟后去皮切小块备用，黑芝麻炒香备用，白米洗净备用。将泡好黑豆和适量清水倒入锅中，大火煮开后转小火慢炖，到黑豆变软后加入白米，在粥快煮好时，加入炒香黑芝麻和切小块桃仁搅拌均匀。

（3）用法：每日服用 1～2 次。

（4）功效：活血化瘀，补肾生发。

（5）注意事项：服用过程中若出现过敏反应或其他不适症状，应立即停止服用，并咨询医生。孕妇慎用。经期慎用。

2. 红油鸽藕片

（1）原料：鲜藕 500g，红花 5g，鸽肉 200g。

（2）制法：红花用香油炸过，去渣取油，鲜藕洗净切片，与鸽肉同炒，淋红花油于肉上即可。

（3）用法：每周服用 1～2 次。

（4）功效：活血化瘀生发。

（5）注意事项：服用过程中若出现过敏反应或其他不适症状，应立即停止服用，并咨询医生。孕妇、经期慎用。

3. 红糖山楂饮

（1）原料：山楂 200g，红糖 20g。

（2）制法：山楂煎水，加入红糖至酸甜适度即可。

（3）用法：每日服用 1～2 次。

（4）功效：活血化瘀生发。

（5）注意事项：服用过程中若出现过敏反应或其他不适症状，应立即停止服用，并咨询医生。孕妇慎用。

⇨ 问题 288：气血两虚型斑秃患者有哪些临床表现，推荐什么中医食疗方调养呢？

答：气血两虚型斑秃多见于久病后或产后。患者头发呈斑块状脱落，并渐进性加重，甚或头发全部脱落，毛发稀疏干枯，轻拉即掉；伴面色无华，口唇色淡，心悸失眠，气短乏力；舌淡，苔薄，脉细弱。

中医食疗推荐当归黄芪鸡汤、红枣枸杞粥、红枣杞子煲鸡蛋。

1. 当归黄芪鸡汤

（1）原料：当归 15g，黄芪 30g，鸡肉 250g，生姜数片，盐适量。

（2）制法：将鸡肉洗净，切成块状，当归、黄芪用清水稍微冲洗一下，把所有材料放入炖盅，加入足够的水，大火烧开后转小火慢炖约 1 小时至鸡肉熟透，最后加盐调味即可。

（3）用法：每日服用 2～3 次。

（4）功效：补益气血生发。

（5）注意事项：服用过程中若出现过敏反应或其他不适症状，应立即停止服用，并咨询医生。孕妇慎用。

2. 红枣枸杞粥

（1）原料：大枣 10 枚，枸杞子 10g，大米 100g。

（2）制法：大枣去核，枸杞子洗净备用，大米淘洗干净，将大米、大枣和枸杞子一起放入锅中，加入适量的水。用大火煮沸后转小火，慢慢熬煮至粥稠食用。

（3）用法：每日服用 1～2 次。

（4）功效：补益气血生发。

（5）注意事项：服用过程中若出现过敏反应或其他不适症状，应立即停止服用，并咨询医生。

3. 红枣杞子煲鸡蛋

（1）原料：大枣 10 个，枸杞子 30g，鸡蛋 2 个。

（2）制法：大枣去核，枸杞子洗净备用，将鸡蛋、大枣和枸杞子一起放入锅中，加入适量的水。用大火煮沸后转小火，慢慢熬煮，蛋熟后去壳，再煮数分钟，吃蛋饮汤。

（3）用法：每日服用 1～2 次。

（4）功效：补益气血生发。

（5）注意事项：服用过程中若出现过敏反应或其他不适症状，应立即停止服用，并咨询医生。

⇨ 问题 289: 肝肾不足型斑秃患者有哪些临床表现，推荐什么中医食疗方调养呢？

答：肝肾不足型斑秃患者病程日久，平素头发枯黄或花白，发病时头发大片均匀脱落，重者全头或全身毛发均脱落；伴头晕目眩，耳鸣，腰膝酸软；舌淡，苔少，脉沉细。

中医食疗推荐桑椹生发膏、清炖甲鱼汤、枸杞烧海参。

1. 桑椹生发膏

（1）原料：桑椹 200g，制何首乌 150g，熟地黄 300g，蜂蜜适量。

（2）制法：将桑椹、制何首乌、熟地黄加适量水煎煮 3 次，取汁浓缩，加蜂蜜后熬成膏。

（3）用法：每日服用 1～2 次。

（4）功效：补肝肾，益精血，乌须发。

（5）注意事项：服用过程中若出现过敏反应或其他不适症状，应立即停止服用，并咨询医生。孕妇慎用，何首乌肝损患者禁用。

2. 清炖甲鱼汤

（1）原料：甲鱼 1 只（重约 500g），女贞子 10g，枸杞子 10g，大枣 10 枚。

（2）制法：先将甲鱼宰杀，洗净切块，下锅注水，清水烧开去沫，再将女贞子、枸杞子、大枣另煮 20 分钟，去渣收汁约 20mL，兑入甲鱼锅中，加入调料，炖熟即可。

（3）用法：每周服用 1～2 次。

（4）功效：补肝肾，益精血，乌须发。

（5）注意事项：服用过程中若出现过敏反应或其他不适症状，应立即停止服用，并咨询医生。孕妇慎用。

3. 枸杞烧海参

（1）原料：海参 1 条，枸杞子 15g，桑椹 10g。

（2）制法：先将海参泡发后切条，锅中加适量水加热，水沸后放入海参煮 15 分钟，加入蒸熟的枸杞子、桑椹，淀粉勾汁即可。

（3）用法：每日服用 1 次。

（4）功效：补肝肾，益精血，乌须发。

（5）注意事项：服用过程中若出现过敏反应或其他不适症状，应立即停止服用，并咨询医生。

⇨ 问题 290：斑秃常用的中医外治方法有哪些？

答：斑秃常用的中医外治方法包括如下几种。

1. 体针疗法

体针通过激发经气，促进气血运行，使得毛发新生。有关研究表明，体针可以在一定程度上改善头皮血液循环和营养状况。操作时辨证取穴，隔日 1 次，10 次为一个疗程。

2. 耳穴压豆疗法

耳部汇集着大量的经脉，这些经脉的通畅性影响着毛发生长。在该部位取穴并进行耳穴压豆，能够较大程度调节人体神经—内分泌—免疫系统。操作时，使用耳穴压豆贴在选定的穴位上，可以保持 2～3 天，其间可以适当按压刺激，增强治疗效果。

3. 梅花针疗法

梅花针属于皮肤针的一种，通过刺激皮肤穴位、激发经络、调整脏腑气血达到治疗斑秃的目的。操作时，对头部斑秃区皮肤消毒后，可用梅花针轻轻叩击，以出血为度，每日或隔日 1 次。

4. 穴位埋线疗法

穴位埋线是将可吸收缝线埋于穴位，通过缝线长时间刺激穴位，达到促进毛发再生的效果。这种疗法标本兼治，从功效上看，能起到调整脏腑、调和气血的效用。有关研究证实，当收缝线在体内分解和吸收时，会对患病部位产生相应的刺激，促使头皮释放出大量的生长因子。

5. 火针疗法

火针是将针体烧红后快速刺入部位或者穴位再快速拔出的一种治疗方法。火针治疗斑秃的机理是通过"温、通、补"的作用激发人体阳气，加快毛囊部位血液循环使毛发重生。操作时，对头部斑秃区皮肤消毒后，用火针治疗，以头皮潮红为度，每日或隔日 1 次。

6. 涂药法

涂药法是用药液均匀搽于脱发区，有利于药物成分的渗透，具有活血化瘀、养血生发等功效。常用生发剂有生姜汁、斑蝥酊、补骨脂酊、辣椒酊等。

⇨ 问题 291：斑秃常用的西药和医美方法有哪些？

答：斑秃常用的西药包括外用药，如米诺地尔酊、方形酸二丁酯、二苯环丙烯酮、地蒽酚（蒽林）、糖皮质激素；口服药，如糖皮质激素、环孢素、复方甘草酸苷、激酶抑制剂等。常用的医美治疗包括光化学疗法、308nm 准分子激光、窄谱中波紫外线、微针注射疗法等。

⇨ 问题 292：在日常生活中，斑秃应如何调理？

答：在日常生活中，斑秃应做好以下几个方面的调理。

1. 温和清洁

使用温和无刺激性的洗发水和护发素清洁头皮，避免使用含有强烈化学成分的产品，以免刺激头皮，加重病情。

2. 避免物理性刺激

避免使用过紧的发带、发夹等可能导致头皮受伤的物品；减少染发、烫发等，避免使用高温的电吹风、直发板等热工具，以防进一步损伤头皮和毛囊。

3. 头皮按摩

轻柔地按摩头皮可以促进局部血液循环，有助于改善头皮环境，可能对促进头发生长有所帮助。

4. 心理支持

斑秃可能会给患者带来心理上的负担，如焦虑、抑郁等情绪。及时寻求家人、朋友的支持，必要时可向专业心理咨询师求助，保持积极乐观的心态对疾病的恢复也是非常重要的。

5. 合理饮食

饮食要多样化，克服和改正偏食的不良习惯。斑秃是一种与膳食关系密切的疾病，要根据局部的皮损表现辨证分型，制订食疗方案。在一般情况下，本病以青壮年居多，常与心绪烦扰有关，故除保持情志调达外，应给予镇静安神的食品，如百合、莲子、牡蛎肉、酸枣仁等；精血不足的患者，应多食用含有高蛋白的补精益血食品，如海参、大虾、鱿鱼、黑芝麻、核桃仁等。病情日久，痰血阻滞者，应食用通络化痰作用的食品，如丝瓜、青鱼、藕、红糖、荠菜等。此外，黑芝麻、桑椹、何首乌、女贞子、枸杞子、山药、大枣、黑豆、桃仁、菊花、猪瘦肉、羊肉、胡萝卜、菠菜、动物肝脏、卷心菜、鱼、鸡肉、生藕、莴笋、山楂、海带、黑枣等都是对毛发很好的食品。

6. 选择合适的治疗方案

当斑秃症状严重、持续不退或伴随其他严重并发症时，应及时就医，不要擅自用药，以避免错误使用药品。医生会根据病情制订个性化的治疗方案。

（黄志熔）

三、白发

⇨ 问题 293：什么是白发？

答：白发是一种与遗传、营养障碍和精神情绪因素相关的毛发疾病，表现为毛发全部或部分变白。中医学也称"白发"。

⇨ 问题 294：白发的典型表现有哪些？

答：临床上，白发主要分为早老性白发和老年性白发两种，其典型表现具体如下。

1. 早老性白发

又称"少白头"，发病于青少年或青年时期。初期，头皮后部或顶部会出现少量分散的白发，夹杂在黑发中呈花白状，随后白发数量可能逐渐增多，或在短时间内突然大量出现。

（1）先天性少白头：常有家族遗传史，往往一出生就有白头发，或头发比别人白得早。此外，无其他异常表现。

（2）后天性少白头：多由营养不良、情绪因素、某些慢性消耗性疾病和内分泌疾病等因素引起，故患者常伴有营养不良、情绪异常等表现。

2. 老年性白发

白发一般先从两鬓角开始出现，然后缓慢向头顶蔓延。随着时间推移，数年后胡须、鼻毛等也会逐渐变成灰白色，但胸毛、阴毛和腋毛即使到老年，通常也不会变白。

⇨ 问题 295：白发是怎样引起的？

答：西医尚未完全明确头发变白的机制，推测可能与黑素细胞干细胞减少，或毛囊中过氧化物损伤黑素细胞有关。目前认为，白发由生理、遗传及多种后天因素导致，具体如下。

1. 生理因素

随着年龄增长，黑素细胞功能逐渐衰减，人体衰老时毛发会自然变灰、变白。

2. 遗传因素

部分先天性遗传病会影响黑色素合成，导致白发。比如白化病患者因基因突变，全身毛发呈纯白色，还伴有眼部症状；格里塞利综合征、斑驳病等遗传代谢病，同样可能出现白发症状。

3. 后天性疾病因素

多种皮肤疾病、神经疾病、消耗性疾病、内分泌障碍性疾病等也可引起白发，如白癜风、癫痫、神经损伤、帕金森病、结核病、梅毒、疟疾、恶性贫血、甲状腺功能亢进症等。

4. 药物因素

酪氨酸酶功能异常会对黑色素合成产生影响，因此一些影响酪氨酸酶活性的药物可能会引起白发，如酪氨酸酶抑制剂或抗疟药等。

5. 环境因素

长期的日光暴晒，可导致黑素细胞的损伤，导致黑素合成功能减退出现白发，称"日光漂白"。

6. 生活方式因素

长期熬夜、嗜好烟酒等不良习惯，或节食减肥、偏食导致营养缺乏等情况，也会出现头发过早变白。

7. 营养因素

锌是人体的一种重要微量元素，也是黑色素合成的必要元素。锌缺乏会导致色素减退或完全缺失，锌过量也可引起黑素合成受抑制，从而出现毛发变白。此外，维生素 B_{12}、叶酸、生物素、铁、铜、硒等维生素及矿物质的缺乏也可能引起白发症状。

8. 精神因素

长期精神紧张、压力大、焦虑、抑郁等不良情绪，可能会导致头发部分或全部变白。

⇨ 问题 296：血热风燥型斑白发患者有哪些临床表现，推荐什么中医食疗方调养呢？

答：血热风燥型斑白发多见于青少年，头发干枯发白，可伴稀疏脱落、瘙痒；常喜食辛辣，伴心烦口渴，大便干，小便短赤；舌红，苔薄黄，脉数。中医食疗推荐侧柏桑椹膏、菊花旱莲饮、菊花绿茶饮。

1. 侧柏桑椹膏

（1）原料：侧柏叶 50g，桑椹 200g，蜂蜜 50g。

（2）制法：水煎侧柏叶 20 分钟后去渣，再纳入桑椹，文火煎，煎半小时后去渣，加蜂蜜熬成膏。

（3）用法：每日服用 1～2 次。

（4）功效：清热生津，祛风乌发生发。

（5）注意事项：服用过程中若出现过敏反应或其他不适症状，应立即停止服用，并咨询医生。孕妇、脾胃虚寒者慎用。

2. 菊花旱莲饮

（1）原料：黄菊花 10g，旱莲草 5g。

（2）制法：将菊花、旱莲草同煎，代茶饮。

（3）用法：每日服用 1～2 次。

（4）功效：清热解毒，滋阴润燥。

（5）注意事项：服用过程中若出现过敏反应或其他不适症状，应立即停止服用，并咨询医生。孕妇、脾胃虚寒者慎用。

3. 菊花绿茶饮

（1）原料：菊花 10g，绿茶 5g。

（2）制法：将菊花和绿茶一起放入杯中，用沸水冲泡，待温后饮用。

（3）用法：每日服用 1～2 次。

（4）功效：清热解毒。

（5）注意事项：服用过程中若出现过敏反应或其他不适症状，应立即停止服用，并咨询医生。孕妇、脾胃虚寒者慎用。

⇨ 问题 297：肝旺血燥型斑白发患者有哪些临床表现，推荐什么中医食疗方调养呢？

答：肝旺血燥型斑白发患者发病前常有情志不遂、烦劳太过、焦虑紧张等诱发因素。头发骤然变白，头部烘热感，性情急躁易怒或精神抑郁，忧愁烦恼，不思饮食，眠差；舌质红，苔薄黄，脉弦数。

中医食疗推荐菊花决明子茶、枸杞菊花粥、猪肝菠菜汤。

1. 菊花决明子茶

（1）原料：菊花 10g，决明子 15g。

（2）制法：将菊花和决明子清洗干净，用约 500mL 的开水冲泡上述材料，盖上盖子焖泡 10 分钟，滤去渣滓，即可饮用。

（3）用法：每日服用 1～2 次。

（4）功效：清肝明目，乌发生发。

（5）注意事项：服用过程中若出现过敏反应或其他不适症状，应立即停止服用，并咨询医生。孕妇、脾胃虚寒者慎用。

2. 枸杞菊花粥

（1）原料：大米 100g，枸杞子 20g，干菊花 10g。

（2）制法：将大米淘洗干净，枸杞子和干菊花稍微冲洗一下，把所有材料放入锅中，加入足够的清水，大火烧开后转小火慢煮至粥稠，其间可适当搅拌防止粘底，根据个人口味加少许盐调味即可食用。

（3）用法：每日服用 1～2 次。

（4）功效：清肝明目，补肝肾，乌发生发。

（5）注意事项：服用过程中若出现过敏反应或其他不适症状，应立即停止服用，并咨询医生。孕妇、脾胃虚寒者慎用。

3. 猪肝菠菜汤

（1）原料：新鲜猪肝 100g，新鲜菠菜 200g，生姜 3 片，盐适量。

（2）制法：将猪肝洗净，切片焯水备用，菠菜洗净焯水备用，锅中加入清水，放入生姜，大火烧开后转小火，将焯好的猪肝片和洗净的菠菜一起放入锅中，待猪肝变色、菠菜变软后，加入适量的盐调味，再煮 1～2 分钟即可关火。

（3）用法：每日服用 1～2 次。

（4）功效：补肝明目，补血，乌发生发。

（5）注意事项：服用过程中若出现过敏反应或其他不适症状，应立即停止服用，并咨询医生。孕妇慎用。

⇨ 问题 298：肝肾不足型斑白发患者有哪些临床表现，推荐什么中医食疗方调养呢？

答：肝肾不足型斑白发患者病程日久，平素头发枯黄或花白，发病时头发大片均匀脱落，重者全头或全身毛发均脱落；伴头晕目眩，耳鸣，腰膝酸软；舌淡，苔少，脉沉细。

中医食疗推荐枸杞首乌煮黑豆、首乌黑芝麻核桃粉、首乌黄精粥。

1. 枸杞首乌煮黑豆

（1）原料：黑豆 500g，枸杞子 60g，制何首乌 30g。

（2）制法：将黑豆、枸杞子、制何首乌浸泡 30 分钟，锅中加入清水，放入泡好的材料，大火烧开后转小火慢炖煮熟，即可食用。

（3）用法：每日服用 1～2 次。

（4）功效：滋补肝肾，乌发生发。

（5）注意事项：服用过程中若出现过敏反应或其他不适症状，应立即停止服用，并咨询医生。孕妇慎用，制何首乌肝损患者禁用。

2. 首乌黑芝麻核桃粉

（1）原料：制何首乌、黑芝麻、核桃仁适量。

（2）制法：将制何首乌、黑芝麻、核桃仁等量，共研为粉。

（3）用法：每日服用 2～3 次。

（4）功效：滋补肝肾，乌发生发。

（5）注意事项：服用过程中若出现过敏反应或其他不适症状，应立即停止服用，并咨询医生。孕妇慎用，制何首乌肝损患者禁用。

3. 首乌黄精粥

（1）原料：制何首乌 30g，黄精 30g，核桃仁 15g，黑芝麻 15g，粳米 200g。

（2）制法：将黄精、制何首乌加 500mL 水煮至 250mL 后，再加适量水与核桃仁、黑芝麻、粳米一起慢炖煮至粥熟。

（3）用法：每日服用 1～2 次。

（4）功效：滋补肝肾，乌发生发。

（5）注意事项：服用过程中若出现过敏反应或其他不适症状，应立即停止服用，并咨询医生。孕妇慎用，制何首乌肝损患者禁用。

问题 299：常用的西医治疗方法有哪些？

目前尚无治疗白发的特效药物，部分患者因缺乏微量元素、维生素 B 族导致白发，可适当补充微量元素、维生素 B 族。

问题 300：在日常生活中，白发应如何调理？

答：在日常生活中，白发的调理应做好如下几个方面。

1. 均衡饮食

保证充足的营养摄入，特别是富含维生素 B 族、维生素 E、铁、锌等对头发健康有益的营养素。这些营养素可以帮助改善头发质量，减缓白发的生成速度。

2. 适当使用护发产品

选择适合自己发质的洗发水和护发素，避免使用含有硫酸盐、酒精等刺激性化学成分的产品，这些成分可能会使头皮干燥，加速头发变白。

3. 减少化学处理

频繁染发、烫发等化学处理会损伤头发结构，加速白发的产生。如果需要染发，建议选择对头皮和头发伤害较小的天然植物染料，并尽量减少染发频率。

4. 头皮按摩

适当的头皮按摩可以促进血液循环，有助于改善头皮环境，对预防和减缓白发有一定的帮助。

5. 减轻压力

长期处于高压状态不仅会影响身体健康，还可能加速白发的生成。适当的休息、运动以及放松心情都有利于减缓这一过程。

6. 避免过度使用热工具

经常使用吹风机、直发器等高温造型工具会使头发变得干燥、脆弱，容易断裂，影响头发健康。使用时，应调至适宜温度，并使用防热保护喷雾。

7. 选择合适的治疗方案

当白发症状严重，应及时就医，不要擅自用药，以避免错误使用药品。

（黄志熔）

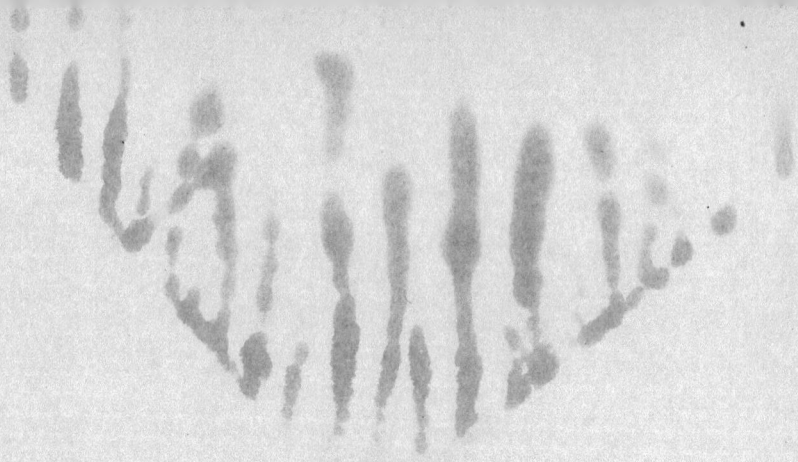